Guia de Acolhimento com Classificação de Risco e Avaliação de Vulnerabilidade para Enfermeiros da Atenção Básica

São Paulo

2021

Guia de Acolhimento com Classificação de Risco e Avaliação de Vulnerabilidade para Enfermeiros da Atenção Básica

Autores

Patricia Luna Torres

Melissa Messias

Selma Salvador do Nascimento

Vanessa Tonietti Malerba Tsoulfas

Everton Rezende

Victor Leopoldino de Aguiar

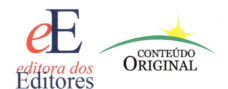

©TODOS OS DIREITOS RESERVADOS À EDITORA DOS EDITORES LTDA.

Todos os direitos reservados. Nenhuma parte deste livro poderá ser reproduzida, sejam quais forem os meios empregados, sem a permissão, por escrito, das editoras. Aos infratores aplicam-se as sanções previstas nos artigos 102, 104, 106 e 107 da Lei nº 9.610, de 19 de fevereiro de 1998.

Impresso no Brasil
1ª impressão – 2021

Produção editorial/Capa: Equipe Editora dos Editores

Criação do Livro Interativo®: Simão Rzezinski

Este livro foi criteriosamente selecionado e aprovado por um Editor científico da área em que se inclui. A Editora dos Editores assume o compromisso de delegar a decisão da publicação de seus livros a professores e formadores de opinião com notório saber em suas respectivas áreas de atuação profissional e acadêmica, sem a interferência de seus controladores e gestores, cujo objetivo é lhe entregar o melhor conteúdo para sua formação e atualização profissional.
Desejamos-lhe uma boa leitura!

Dados Internacionais de Catalogação na Publicação (CIP)
(Câmara Brasileira do Livro, SP, Brasil)

Guia de acolhimento com classificação de risco e avaliação de vulnerabilidades para enfermeiros da atenção básica / Patricia Luna Torres...[et al.].-- São Paulo : Editora dos Editores Eireli, 2021.

Outros autores: Melissa Messias, Selma Salvador do Nascimento, Vanessa Tonietti Malerba Tsoulfas, Everton Rezende, Victor Leopoldino de Aguiar
ISBN 978-65-86098-45-7

1. Atenção básica à saúde 2. Enfermagem 3. Profissionais da saúde 4. Vulnerabilidade I. Torres, Patricia Luna. II. Messias, Melissa. III. Nascimento, Selma Salvador do. IV. Tsoulfas, Vanessa Tonietti Malerba. V. Rezende, Everton. VI. Aguiar, Victor Leopoldino de.

21-71721   CDD-610

Índices para catálogo sistemático:
1. Enfermagem : Atenção básica à saúde 610

Cibele Maria Dias- Bibliotecária- CRB-8/9427

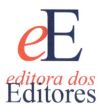

Editora dos Editores
São Paulo: Rua Marquês de Itu, 408 - sala 104 – Centro.
(11) 2538-3117
Rio de Janeiro: Rua Visconde de Pirajá, 547 - sala 1121 – Ipanema.
www.editoradoseditores.com.br

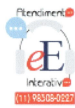

AUTORES

Patricia Luna Torres

Analista de Saúde em Enfermagem da Coordenadoria Regional de Saúde Sudeste – SMS/SP. Componente do Grupo Técnico de Práticas Assistenciais da Atenção Básica (GT-PAAB) do Conselho Regional de Enfermagem do Estado de São Paulo – COREN-SP. Especialista em Práticas Integrativas e Complementares/Medicina Tradicional Chinesa do Centro de Estudos de Acupuntura Terapias Alternativas (CEATA). Enfermeira Sanitarista pela Faculdade de Saúde Publica da Universidade de São Paulo (FSPUSP). Especialista em Saúde Coletiva e da Família pela Universidade Federal de São Paulo (UNIFESP). Graduação em Enfermagem pela UNIFESP.

Melissa Messias

Doutora em Ciências pelo Programa de Pós-Graduação em Gerenciamento em Enfermagem pela Escola de Enfermagem da Universidade de São Paulo. Mestre em Ciências pelo Programa de Pós-Graduação em Gerenciamento em Enfermagem pela Escola de Enfermagem da Universidade de São Paulo. Graduação em Enfermagem pela Faculdade de Enfermagem do Hospital Israelita Albert Einstein. Preceptora de Educação Permanente na Sociedade Paulista para o Desenvolvimento da Medicina (SPDM).

Selma Salvador do Nascimento

Enfermeiro, pós-graduado em Cardiologia pela Universidade Federal de São Paulo, Estratégia de Saúde da Família pela Universidade Federal de São Paulo e Enfermagem em Segurança do Trabalho pela Universidade Nove de Julho. Preceptora de Educação Permanente na Sociedade Paulista para o Desenvolvimento da Medicina (SPDM). Instrutora do Curso de Urgência e Emergência na Atenção Primária

Vanessa Tonietti Malerba Tsoulfas

Enfermeiro, pós-graduado em Saúde Pública com ênfase em Estratégia Saúde da Família. Supervisora de Enfermagem da SPDM, membro do núcleo de segurança do paciente da SPDM

Everton Rezende

Membro da Educação Permanente em Saúde SAS-SECONCI/SP e Instrutor do Curso de Emergências Cardiovasculares na Atenção Primária. Pós Graduado em Cardiologia (FMU) e Urgência e Emergência com ênfase no Atendimento Pré Hospitalar (Faculdade Santa Casa).

Victor Leopoldino de Aguiar

Enfermeiro, Pós-Graduado em Terapia Intensiva e Especialista em Saúde Coletiva com Ênfase em Estratégia Saúde da Família. Segundo Secretário do Departamento Científico de Atenção Básica da Associação Brasileira de Enfermagem (ABEN-SP).

COLABORADORES

Ana Liria de Souza

Bruna Dellalibera Goduto

Tatiana de Vasconcelos Anéas

Thaís Regina Gomes de Araújo

Fernanda Cassia Ferrari Lance

Simone Alexandra Manenti

Vanessa Moreno Blanco

Vania Cardoso dos Santos

AGRADECIMENTOS

Agradecemos primeiramente a Deus pelo dom da vida e por nos ter proporcionado chegar até aqui.

As nossas famílias por toda a compreensão e paciência contribuindo de forma indireta na construção e realização deste trabalho.

E a todos os enfermeiros, auxiliares e técnicos de enfermagem que nos estimularam a concretizar um sonho que hoje tornou-se realidade.

OS AUTORES

APRESENTAÇÃO

Este Manual nasceu de uma "Amizade e Parceria" no tocante a propagação de conhecimento, principalmente no que diz respeito a vivência na prática de assistência no contexto da Atenção Básica, com olhar analítico voltado à população que reside num território envolvido pelas vulnerabilidades.

Conversa vai, conversa vem, unimos a necessidade que surgia frente à implementação de novas metas em nossa atuação como enfermeiros na área técnica da Gestão da Atenção Básica. O manual foi crescendo e se fortalecendo após vários encontros sistemáticos de um grupo de enfermeiros que vivenciaram a prática de assistência nas Unidades Básicas de Saúde (UBS) e/ou com experiência em Educação Permanente, trazendo da ponta desta assistência, as experiências de acesso do usuário ao nosso Sistema Único de Saúde (SUS).

Permitam-me a discorrer sobre algumas etapas que movimentou este grupo de enfermeiros para exploração desta temática "Acesso na Atenção Básica" e, consequentemente para a elaboração do manual que lhes apresento.

A Atenção Básica vem com o caminhar de alguns anos num desenvolvimento como uma política social estratégica, principalmente a partir da expansão da Estratégia da Saúde da Família e suas respectivas composições de Equipe de Saúde da Família (ESF) e Equipe de Atenção Básica (EAB). Este cenário muito contribui para o enfrentamento das desigualdades socioeconômicas descritas nas disparidades das condições de vida e de saúde da nossa população.

No contexto atual a Atenção Básica representa o grande desafio de ser o acesso à saúde no SUS e para tal, é necessário um planejamento com a implementação de estratégias de melhor assistência para esta porta de entrada que representa a UBS. Com isso, este grupo iniciou um trabalho de abordagem de campo, com o intuito de elaborar uma ferramenta que traduzisse esta necessidade de agir garantindo o acesso universal, dentro do seu território.

O princípio da escuta inicial no momento do acolhimento da demanda espontânea identificou o desafio de qualificar estas necessidades levantadas, o que culminou na primeira etapa representada pela construção de um Manual para a Classificação de Risco específico para Atenção Básica, enfatizando a avaliação de vulnerabilidade.

É um instrumento de suma importância para os profissionais de saúde, que faz despertar a consciência para as reais necessidades dos usuários quando buscam o serviço para a resolução da sua demanda espontânea.

Este cenário leva a reflexão da equipe multidisciplinar para o Cardápio de Serviços que a UBS está ofertando com o panorama delimitado a partir da escuta inicial e a aplicação da Classificação de Risco e Avaliação de Vulnerabilidade.

Esta obra foi construída de forma participativa e interativa. Houve vários encontros de sensibilização e visita de campo, observando o cenário de prática, a formação de turmas de capacitação, traçando a metodologia de uso deste Manual e o momento de validação do mesmo.

O manual, foi aplicado durante um ano em algumas Unidades Básicas de Saúde pelos respectivos enfermeiros que atuam neste serviço e o Grupo de Trabalho (autores desta obra), desenvolveram um monitoramento da aplicabilidade deste instrumento na prática do dia a dia durante o acolhimento da demanda espontânea.

O diferencial da elaboração desta obra pelos autores é de *vivenciar a prática e conjugar a experiência dos enfermerios,* que atendem à demanda espontânea e principalmente à construção do querer fazer, num ciclo constante de atualização dos conhecimentos e das necessidades de acesso dos nossos usuários na Atenção Básica.

Apresento este Manual com o sentimento de gratidão, que tenho a uma obra de excelência para os profissionais da saúde que atuam na Atenção Básica, buscando a qualidade na sua prática de acolhimento em sua Unidade Básica de Saúde.

Desejo que usufruam desta obra na sua prática. Uma ótima leitura para todos.

Vânia Cardoso Santos
Enfermeira Mestre em Saúde Coletiva

PREFÁCIO

É prazeroso ter a oportunidade de prefaciar a primeira edição de um Manual, porque isso significa a oportunidade de despertar o interesse do leitor para o manual, trazendo um ar de curiosidade.

A proposta dos autores, que instituíram um Grupo de Trabalho (GT) composto de enfermeiros representantes da Coordenadoria Regional de Saúde Sudeste (CRSS) do município de São Paulo e das Organizações Sociais de Saude (OSS) parceiras desta Coordenadoria, é, proporcionar aos enfermeiros, que atuam na Atenção Básica, um instrumento que possibilite o acolhimento da demanda espontânea, recebida diariamente nas unidades, de forma qualitativa, sem que para isso o atendimento seja caracterizado como urgência ou emergência.

Desta forma foi sintetizada nesta obra, de forma teórica, a vivência pelos autores na construção e implantação de um Manual de Classificação de Risco específica para a Atenção Básica, sempre com o olhar focado na vulnerabilidade.

A obra está organizada em doze capítulos. Os primeiros três capítulos apresentam os conceitos de Classificação de Risco na Atenção Básica, Avaliação de Vulnerabilidade e a diferença entre risco e vulnerabilidade.

Os capítulos quatro e cinco apresentam os critérios de avaliação geral do adulto e os algoritmos de classificação de risco do adulto.

Os capítulos seis e sete apresentam os critérios de avaliação geral da criança e os algoritmos de classificação de risco da criança.

O capítulo oito versa sobre o desenvolvimento do manual; o capítulo nove descreve a metodologia de uso do manual; o décimo capítulo apresenta o processo de monitoramento após a implantação do manual.

O décimo primeiro capitulo aborda o papel da educação no treinamento dos profissionais e o ultimo capitulo descreve de forma prática através dos estudos de casos a aplicabilidade do manual.

Cabe salientar que os autores não tem a pretensão de esgotar nenhuma temática apresentada neste manual. Buscam apenas estimular a reflexão e discussão sobre o assunto para que outras obras possam ser criadas a partir desta. Em contrapartida, também oferecer uma referência para outros profissionais de saúde, considerando que a Atenção Básica é por natureza multidisciplinar e de construção conjunta na busca da qualidade de vida da comunidade na qual atua.

Esperamos que este manual possa contribuir na busca da transformação da prática do acolhimento realizado diariamente em suas unidades, tendo como princípio a qualidade da assistência e a segurança do usuário.

Melissa Messias
Victor L. de Aguiar

SUMÁRIO

CAPÍTULO 1

A Classificação de Risco na Atenção Básica, *1*

CAPÍTULO 2

Risco e Vulnerabilidade, *5*

CAPÍTULO 3

Classificação de Risco e Avaliação de Vulnerabilidade, *9*

CAPÍTULO 4

Critérios de Avaliação Geral do Adulto, *13*

Parâmetros de Avaliação – Adulto, *13*

Avaliação do Risco de Vida – Adulto, *13*

Avaliação da Hemorragia – Adulto, *13*

Avaliação do Nível de Consciência – Adulto, *14*

Avaliação do Agravamento Clínico – Adulto, *15*

Avaliação dos Sinais Vitais – Adulto, *16*

Temperatura – Adulto, *16*

Pressão Arterial – Adulto, *16*

Frequência Respiratória – Adulto, *17*

Frequência Cardíaca – Adulto, *17*

Avaliação do Nível de Dor – Adulto, *17*

Itens de Avaliação Complementar – Adulto, *18*

Glicemia Capilar – Adulto, *19*

Saturação – Adulto, , *19*

Classificação Pupilar – Adulto, , *20*

Algoritmo de Classificação de Risco do Adulto – Prioridade Zero, , *21*

CAPÍTULO 5

Algoritmos de Classificação de Risco do Adulto, *23*

Abstinência/Abuso de Alcool e/ou Substâncias Químicas no Adulto, *24*

Alteração de Comportamento no Adulto, *25*

Alteração Gastrointestinal/Dor Abdominal no Adulto, *26*

Alteração Ginecológica/Mamária no Adulto, *27*

Alteração Ocular no Adulto, *28*

Alteração Relacionada a Gestação e Puerpério no Adulto, *29*

Alteração de Glicemia Capilar no Adulto, *30*

Alteração de Ouvido/Nariz no Adulto, *31*

Alteração de Pele e/ou Mucosa no Adulto, *32*

Alteração de Sinais Vitais/Mal Estar/Tontura/Vertigem no Adulto, *33*

Alteração Urinária/Intestinal/Genital no Adulto, *34*

Crise Convulsiva no Adulto, *35*

Diarreia e/ou Vômito no Adulto, *36*

Distúrbios Psiquiátricos no Adulto, *37*

Dor de Cabeça no Adulto, *38*

Dor/Desconforto Torácico no Adulto, *39*

Dor Traumática e Não Traumática no Adulto, *40*

Mordedura e/ou Picadas de Animais Sinantrópicos, Venenosos, Peçonhentos e Outros no Adulto, *41*

Problema Respiratório no Adulto, *42*

Queda no Adulto, *43*

Queimadura e/ou Exposição a Agente Químico no Adulto, *44*

Reação Alérgica no Adulto, *46*

Rebaixamento do Nível de Consciência e/ou Déficit Neurológico no Adulto, *47*

Sintomas Gripais/Dor de Garganta no Adulto, *48*

Situações Especiais no Adulto, *49*

Trauma Abdominal no Adulto, *50*

Trauma Cranioencefálico no Adulto, *51*

Traumas Diversos no Adulto, *52*

Suspeita de Arboviroses no Adulto, *53*

CAPÍTULO 6

Critérios de Avaliação Geral da Criança, *55*

Parâmetros de Avaliação na Criança, *55*

Avaliação do Risco de Vida – Criança, *55*

Avaliação da Hemorragia – Criança, *56*

Avaliação do Nível de Consciência – Criança, *56*

Avaliação do Agravamento Clínico – Criança, *58*

Avaliação dos Sinais Vitais – Criança, *58*

Temperatura – Criança, *58*

Frequência Respiratória – Criança, *59*

Frequência Cardíaca – Criança, *59*

Pressão Arterial por Idade – Criança, *59*

Avaliação do nível de dor – Criança, *60*

Itens de Avaliação Complementar – Criança, *62*

Glicemia Capilar – Criança, *62*

Saturação – Criança, *63*

Classificação Pupilar – Criança, *63*

Algoritmo de Classificação de Risco da Criança – Prioridade Zero, *64*

CAPÍTULO 7

Algoritmos de Classificação de Risco da Criança, *67*

Abstinência/abuso de álcool e/ou substâncias químicas na criança, *78*

Acidente na Criança, *69*

Alteração de Comportamento na Criança, *70*

Alteração de Glicemia Capilar na Criança, *71*

Alteração de Ouvido/Nariz na Criança, *72*

Alteração de Pele e/ou Mucosa na Criança, *73*

Alteração Ginecológica/Mamária na Criança, *74*

Alteração de Sinais Vitais/Mal Estar/Tontura/ Vertigem na Criança, *75*

Alteração Gastrointestinal/Dor Abdominal na Criança, *76*

Alteração Ginecológica/Mamária na Criança, *77*

Alterações Oculares na Criança, *78*

Alteração Urinária/Intestinal/Genital na Criança, *79*

Crise Convulsiva na Criança, *80*

Diarreia e/ou Vômitos na Criança, *81*

Dor de Cabeça na Criança, *82*

Dor de Garganta na Criança, *83*

Dor Traumática ou Não Traumática na Criança, *84*

Intoxicação Exógena/Envenenamento na Criança, *85*

Mordedura e/ou Picadas de Animais Sinantrópicos, Venenosos e Peçonhentos na Criança, *86*

Queimadura e/ou Exposição Agente Químico na Criança, *87*

Queixa Respiratória na Criança, *89*

Reação Alérgica na Criança, *90*

Rebaixamento do Nível de Consciência na Criança, *91*

Sintomas Gripais na Criança, *92*

Situações Especiais na Criança, *93*

Trauma Abdominal na Criança, *94*

Trauma Cranioencefálico na Criança, *95*

Suspeita de Arboviroses na Criança, *96*

Sinais de Alerta para Violência Contra a Criança e o Adolescente, *98*

Sinais de Intoxicação e Abstinência, *100*

CAPÍTULO 8

Desenvolvimento do Manual, *103*

Nomenclatura e Definições, *107*

CAPÍTULO 9

Metodologia de Uso deste Manual, *109*

CAPÍTULO 10

Papel da Educação no Treinamento dos Profissionais, *113*

CAPÍTULO 11

Monitoramento, *115*

CAPÍTULO 12

Aplicabilidade do Guia Através do Estudo de Casos, *117*

Referências Bibliográficas, *129*

Índice Remissivo, *133*

LISTA DE ABREVIATURAS E SIGLAS

AIDS/SIDA	*Acquired Immunodeficiency Syndrome* / Síndrome da Imunodeficiência Adquirida
ATB	Atenção Básica
AVE	Acidente Vascular Encefálico
CIAP	Classificação Internacional de Atenção Primária
EAB	Equipe de Atenção Básica
ECA	Estatuto da Criança e do Adolescente
ESF	Equipe Saude da Família
EDV	Escala Descritiva Verbal
EPS	Educação Permanente em Saúde
EVA	Escala Visual Analógica
FC	Frequência Cardíaca
FR	Frequência Respiratória
GT	Grupo de Trabalho
MS	Ministério da Saúde
NASF	Núcleo Ampliado à Saúde da Família
OPAS	Organização Pan Americana de Saúde
OSS	Organização Social de Saúde
OVACE	Obstrução de Vias Aéreas por Corpo Estranho
PA	Pressão Arterial
PCR	Parada Cardiorrespiratória
PNH	Política Nacional de Humanização
PR	Parada Respiratória
RAS	Rede de Atenção á Saude
RPM	Respiração Por minuto
RT	Responsável Técnico
SCQ	Superfície Corporal Queimada
SECONCI	Superintendência de Atenção à Saúde
SGTES	Secretaria de Gestão de Trabalho e da Educação em Saúde
SIDA	Síndrome da Imunodeficiência Humana Adquirida
SPDM	Associação Paulista para o Desenvolvimento da Medicina
SSVV	Sinais Vitais
SUS	Sistema Único de Saúde
TB	Tuberculose
TCE	Trauma Crânio Encefálico
UBS	Unidade Básica de Saúde

CAPÍTULO 1

Classificação de Risco na Atenção Básica

A atenção básica (ATB) tem se tornado cada vez mais o elemento primordial na reestruturação do sistema de saúde do nosso País, apesar de ainda sofrer com a não efetivação de suas características, além da banalização e simplificação de suas ações. A ausência de uma ATB estruturada leva a um péssimo desempenho em saúde e por consequência o aumento do custo para o sistema.

Desta forma é necessário superar os desafios impostos e avançar para um novo ciclo que possa consolidar a ATB no seu papel organizacional na rede de atenção à saúde.

Starfield (1992) define a atenção básica como o primeiro nível de assistência dentro do sistema de saúde, caracterizando-se, principalmente, pelo acesso, longitudinalidade e integralidade da atenção, além da coordenação da assistência dentro do próprio sistema.

A atenção básica devido ao nível que se encontra acaba abrangendo ações de promoção à saúde, prevenção de agravos, diagnóstico, tratamento e reabilitação, sendo assim a sua atuação não é fácil, para isso é necessário que a unidade se organize de modo a dar resposta tanto para os eventos agudos quanto para as condições crônicas.

A unidade básica não deve ser um local onde somente sejam realizadas ações de promoção e proteção ao nível coletivo, tão pouco ser um local restrito a consultas e procedimentos agendados, é necessário que ela possa ter uma capacidade de escuta ampliada e atuar de forma resolutiva e abrangente.

Diante desta necessidade recomenda o acolhimento como ferramenta de escuta, resolutividade e responsabilização, a fim de permitir o acesso do usuário ao serviço, prestando uma assistência longitudinal e integral (BRASIL, 2010).

É importante lembrar que o acolhimento é uma postura ética, que não se esgota no momento da recepção, mas que depende de uma série de fatores como número de profissionais da unidade, profissionais que participam do acolhimento, população adscrita, estrutura física e ambiência da unidade

O acolhimento é uma ferramenta reorganizadora dos processos de trabalho na tentativa de melhorar e consolidar o atendimento humanizado no Sistema Único de Saúde (SUS). Sua estratégia de implantação possibilita ampliar as reflexões de aprendizado institucional de modo a reestruturar as práticas assistenciais, através da construção de novos olhares e valores, além de ampliar a resolutividade ao incorporar critérios de avaliação de risco, que levam em conta toda a complexidade dos fenômenos biológicos bem como as questões de vulnerabilidade.

Sendo assim é importante acolher as demandas espontâneas que chegam diariamente nas unidades levando sempre em consideração a equidade, onde é necessário tratar diferentemente os desiguais (diferenciação positiva) ou cada um de acordo com a sua necessidade.

No que tange a definição de intervenção, o atendimento poderá ser "não agudo" (atendimento programado) e "agudo" (atendimento não programado), sendo assim o Ministério da Saúde propõe um fluxograma como ponto de partida para a organização do processo de trabalho das unidades básicas, devendo ser adaptado sempre que for necessário.

Uma estratégia interessante de garantir o acesso com equidade é a adoção de estratificações/classificação de risco, que possibilite identificar as diferentes gradações de risco e vulnerabilidade, possibilitando assim a oferta do cuidado de forma mais adequada.

A ATB por sua natureza de vinculação, responsabilização, clínica ampliada e gestão do cuidado exige um olhar diferenciado entre o risco biológico e a vulnerabilidade, sendo assim a utilização de protocolos de estratificação de risco na atenção básica é muito importante para a qualidade da assistência prestadas aos seus usuários.

Desta forma surge o desafio de construir uma classificação de risco que respeite todos os princípios da atenção básica ao mesmo tempo que corresponda com as necessidades da Rede de Urgência e Emergência.

Diante da diversidade conceitual existente entre a atenção básica e a atenção primária iremos considerar neste Manual ambos os termos como equivalentes, sempre levando em consideração as noções de vinculação e responsabilização dos profissionais de saúde pelo cuidado continuado, acessibilidade, atenção integral, alta resolutividade e protagonismo na gestão do cuidado. (Brasil, 2013)

A Classificação de Risco na Atenção Básica

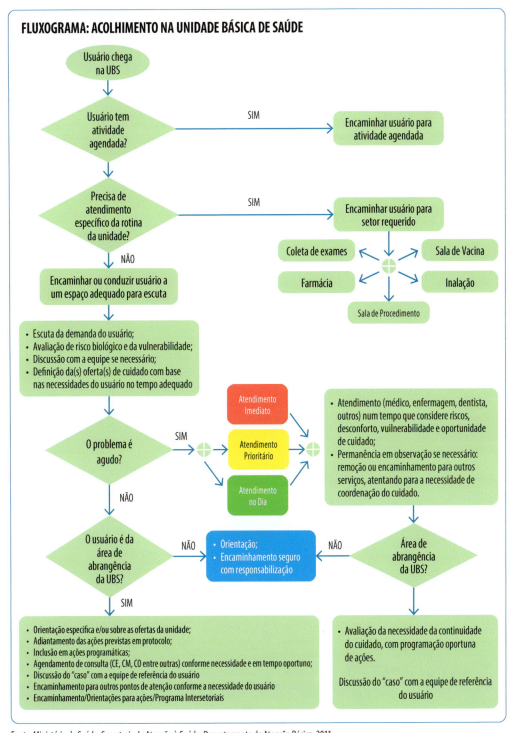

Fonte: Ministério da Saúde. Secretaria de Atenção à Saúde. Departamento de Atenção Básica, 2011

CAPÍTULO 2

Risco e Vulnerabilidade

O conceito de vulnerabilidade surgiu na década de 80 com o advento da *Acquired Immunodeficiency Syndrome* /Síndrome da Imunodeficiência Adquirida (AIDS/SIDA) compartilhando conceituações da área social. Para falarmos sobre risco e vulnerabilidade é necessário que façamos uma reflexão sobre estes dois conceitos para que não haja interpretações errôneas.

Carneiro e Veiga (2004) definem vulnerabilidade como exposição a riscos e baixa capacidade material, simbólica e comportamental de famílias e pessoas para enfrentar e superar os desafios com que se defrontam.

Portanto, os riscos estão associados, por um lado, com situações próprias do ciclo de vida das pessoas e, por outro, com condições das famílias, da comunidade e do ambiente em que as pessoas se desenvolvem.

Para Yunes e Szymanski (2001) o termo vulnerabilidade implica alterações aparentes no desenvolvimento físico e/ou psicológico de uma pessoa que se submeteu a situações de risco, as quais podem torná-la suscetível e propensa a apresentar sintomas e doenças. Elas reiteram que a vulnerabilidade não está apenas ligada as alterações clínicas, mas também com condições de baixa autoestima, traços de personalidade e depressão.

O Ministério da Saúde define a vulnerabilidade como sendo a pessoa exposta a riscos e danos para sua saúde, incluindo a relação existente entre a intensidade do dano e a magnitude de uma ameaça, evento adverso ou acidente.

Portanto a vulnerabilidade busca compreender que a chance de exposição das pessoas ao adoecimento é contrabalanceada por elementos de proteção, na medida em que ambos são extraídos de aspectos que não são apenas individuais, mas também coletivos e contextuais.

Além dos componentes da vulnerabilidade, Ayres et. al. (2009) nos alerta para três importantes qualidades indissociáveis que devem estar presentes nas práticas que buscam trabalhar o referencial da vulnerabilidade:

1. *A vulnerabilidade é multidimensional: assim podemos estar em uma situação vulnerável em relação a alguns agravos e não a outros; o que pode nos deixar vulnerável em alguns aspectos, pode nos proteger em relação a outros;*

2. Todos somos potencialmente vulneráveis, e o que diferencia na avaliação de vulnerabilidade é a sua gradação. Portanto, não podemos responder com sim ou não.
3. A vulnerabilidade não é estável. Ela é dinâmica e pode mudar ao longo do tempo.

Dentro da avaliação da vulnerabilidade, além de fatores de risco, há fatores de proteção que devemos considerar. Oliveira (2007) nos mostra de forma didática e prática, um esquema que nos ajuda a elucidar esta ideia:

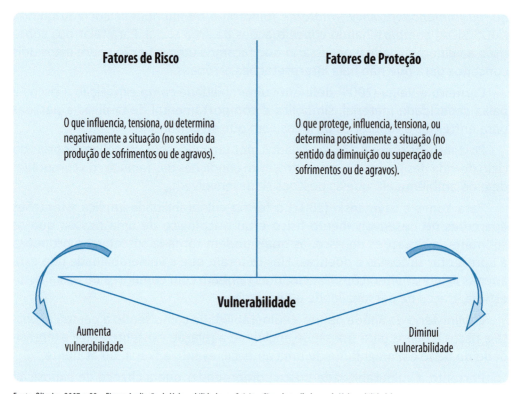

Fonte: Oliveira, 2007, p.99 – Figura Avaliação de Vulnerabilidade em Sujeitos Singulares (balança de Vulnerabilidade).

AVALIAÇÃO DE VULNERABILIDADE

Com base no conceito de vulnerabilidade e sua relação ao conceito de risco, torna-se fundamental ajudar as equipes a organizar e operacionalizar a avaliação de vulnerabilidade. Pretende-se levantar aspectos a serem considerados na hora de realizar a avaliação de vulnerabilidade dos usuários, priorizando que este seja um espaço de acolhimento à população.

A ambiência adequada é fundamental para viabilizar a escuta qualificada, portanto, é preciso dispor de espaço, privacidade e a garantia de livre expressão dos usuários. Há aspectos da ambiência que são físicos, porém, há outros sobre os quais podemos atuar, por exemplo, reservar lenços de papel para momentos de maior sensibilidade e emoção do usuário e família, realizar educação em saúde na sala de espera, ajudar usuários com dificuldades diversas na entrada da unidade e outras medidas, denotam cuidado e acolhimento.

A escuta qualificada é o primeiro passo para organização do cuidado integral. Vamos destacar abaixo alguns aspectos importantes que podem orientar a escuta, conforme apontados por Campos, Cunha e Figueiredo (2013).

- Procure abrir a escuta para o outro com empatia e disposição para entender suas necessidades;
- Formule questões abertas, para que o usuário possa expressar-se com maior liberdade;
- É importante não dar conselhos e palpites, e sim abrir a escuta para que a própria pessoa possa refletir sobre suas possibilidades de solução;
- Procure sintetizar e devolver as falas do usuário, assegurando-se que ele foi compreendido, possibilitando que ele organize novas sínteses;
- Dê valor aos silêncios e não atropele a fala do usuário;
- Preste atenção também na linguagem não verbal. Gestos, tom de voz, ritmo, postura corporal, etc, podem comunicar muitas coisas.
- Evite na escuta uma postura moralizante, julgadora, que imponha valores;
- Esteja atento aos seus próprios sentimentos com relação ao usuário, muitas vezes eles podem ser ruídos na escuta e atrapalhar a sua compreensão;
- Não se restrinja a condutas protocolares, procure ampliar as possibilidades de acolher as demandas e necessidades, conhecendo as ofertas de cuidado da sua UBS e da rede.

Estes são pontos fundamentais para garantir uma escuta qualificada atenta às narrativas dos usuários. Durante a escuta, o usuário traz informações importantes sobre suas necessidades de saúde e como elas se articulam às diversas dimensões da vida. Podemos, a partir disso, identificar os aspectos que aumentam a vulnerabilidade dos sujeitos, aumentam o risco, e também fatores de proteção e de resiliência, que a diminui.

Lembrando que estes elementos não se esgotam neste encontro.

Na atenção básica os principios de vinculação, longitudinalidade, responsabilização, clinica ampliada e gestão do cuidado, são fundamentais para tornar o olhar profissional mais refinado sobre o risco e a vulnerabilidade, e não somente focado sobre a queixa referida pelo usuário.

É importante lembrar que o momento do acolhimento pode ser a oportunidade perfeita para captação e oferta de um plano de cuidado mais adequado a necessidade daquela pessoa.

A vulnerabilidade não é classificavel mas pode gerar intervenções imediatas ou não dependendo do caso, o que nem sempre pode corresponder a classificação do momento. Exemplo: usuário classificado na cor verde pode sofrer intervenções imediatas devido o grau de vulnerabilidade ao qual se encontra.

A presença de condições vulneráveis geradoras de intervenção podem ser:

- Imediata (no mesmo dia)
- Com agendamento para data próxima ou construção de um projeto terapêutico singular em curto prazo, mesmo com risco biológico baixo.
- Necessidade de mais de um tipo de intervenção (oferta de cuidado) no mesmo dia ou de programar outra(s) intervenção(ões).

Na avaliação de vulnerabilidade devem ser considerados fatores como:

Situação de violência: sexual ou auto infligida, violência física, psicológica ou negligenciada;

Risco socioeconômico: moradia em área de risco de desabamento, enchente, violência, relação morador/cômodo, condições de saneamento precárias, renda menor ou igual a meio salário mínimo per capita, de 1 a 3 anos de estudo, imigrante, beneficiário de programas de transferência de renda, entre outros;

Rede de Apoio Ausente ou Frágil: usuários que não contam com: família, amigos, vizinhos e relações comunitárias;

Baixa adesão ao cuidado/tratamento: persistência dos sintomas, tratamento ineficaz, faltas usuais, longas ausências da unidade;

Hiperutilizadores de serviços de saúde: usuários que costumam fazer mais visitas aos médicos, que são submetidos à maior quantidade de exames, que usam mais medicações, com maior probabilidade de internação hospitalar por causas não declaradas;

Sofrimento psíquico: uso problemático de álcool e outras drogas, transtornos mentais;

Segmentos vulneráveis: pessoa acima de 70 anos, criança até 3 anos, pessoa com deficiência, pessoas em situação de rua.

Fonte: Secretaria Municipal de Saude de São Paulo. Reorganização do Processo de Trabalho. Acolhimento da Demanda Espontânea.2015

CAPÍTULO 3

Classificação de Risco e Avaliação de Vulnerabilidade

A adoção da classificação de risco como ferramenta de apoio à decisão clínica do enfermeiro tem como objetivo tornar o atendimento mais seguro e rápido de acordo com o potencial de risco ou grau de sofrimento do usuário.

O profissional que realiza o acolhimento com classificação de risco deve escutar a queixa, os medos e as expectativas, identificando riscos e vulnerabilidades, se envolvendo para dar uma resposta pactuada ao problema, conjugado as necessidades imediatas dos usuários com o cardápio de oferta do serviço, e produzindo um encaminhamento responsável e resolutivo à demanda não resolvida.

A avaliação de vulnerabilidade faz com que o profissional amplie o seu olhar, não somente para o comprometimento físico, mas também para os aspectos psíquicos e sociais que podem gerar sofrimento intenso. A classificação de risco associada à avaliação de vulnerabilidade possibilitará a identificação das diferentes gradações de risco, priorizando as situações de maior urgência e o tempo necessário para que o atendimento ocorra.

A atenção básica permite a oferta do cuidado necessário sem que haja adoção de limites rígidos de tempo para o atendimento após a primeira escuta, a não ser em situações de emergência, aqui denominada como *Prioridade zero.*

Para classificação de risco e a avaliação de vulnerabilidade é recomendado o atendimento individual de enfermagem e é fundamental a garantia de um espaço mais reservado para a escuta e atendimento. Os profissionais envolvidos na escuta devem se atentar a:

- Avaliar a necessidade de cuidados imediatos;
- Prestar ou facilitar os primeiros cuidados;
- Identificar as vulnerabilidades individuais ou coletivas;
- Classificar o risco para definir as prioridades de cuidado;
- Organizar a disposição dos usuários no serviço de modo a acomodar os que necessitam de observação, administração de medicação, necessidade de remoção para outro serviço, suspeitos de portar doenças infecto-contagiosas de transmissão aérea;

- Encaminhar o usuário para o cuidado de acordo com sua classificação;
- Envolver outros profissionais (ex. farmacêutico), bem como a equipe de saúde bucal e NASF, sempre que necessário e possível.

Ao enfermeiro cabe:

- Colher a queixa principal (breve histórico relatado pelo próprio usuário ou acompanhante com data e hora);
- Acolher medos e as expectativas do usuário;
- Avaliar os parâmetros solicitados nos discriminadores;
- Identificar o discriminador mais adequado para a queixa apresentada
- Identificar riscos e vulnerabilidades
- Co-responsabilizar-se para dar uma resposta adequada ao problema, conjulgando as necessidades imediatas com a oferta do serviço
- Realizar eletrocardiograma[1], quando indicado.
- Encaminhar conforme o fluxo estabelecido e a oferta do cardápio da unidade.

---

[1] Considerando o documento *I Diretriz de Dor torácica na Sala de Emergência*, da Sociedade Brasileira de Cardiologia (2002), todo usuário identificado com dor torácica visto na sala (serviço) de emergência deve ser submetido a um ECG, o qual deverá ser prontamente interpretado.

CLASSIFICAÇÃO DO POTENCIAL DE RISCO PARA DEMANDA ESPONTANEA NA ATENÇÃO BÁSICA

SITUAÇÕES AGUDAS

Atendimento imediato (alto risco de morte)	Necessita de intervenção de equipe no mesmo momento, dependendo do risco será necessário a presença do médico obrigatoriamente. EX.: Parada Cardiorrespiratória, dificuldade respiratória grave, convulsão, rebaixamento do nível de consciência, dor severa. **Condutas possíveis:** Atendimento no momento. (Alto risco de vida ou com vulnerabilidade importante) **Prioridade zero:** Sinais e sintomas inclassificáveis que exigem atendimento imediato
Atendimento prioritário (risco moderado de morte)	Necessita de intervenção breve da equipe, podendo ser ofertada, inicialmente, medidas de conforto pela enfermagem até a nova avaliação do profissional mais indicado para o caso. Influenciam na ordem de atendimento de doenças transmissíveis, pessoas com ansiedade significativa, infecções orofaciais disseminadas, hemorragias bucais espontâneas ou decorrente de trauma, suspeita de violência. **Condutas possíveis:** Atendimento o mais rápido possivel. (Risco moderado de vida ou de vulnerabilidade importante)
Atendimento no dia (risco baixo ou ausência de riscos biológicos, com vulnerabilidade importante)	Situações que precisam ser remanejadas no mesmo dia pela equipe levando em conta a estratificação de risco biológico e a vulnerabilidade psicossocial. O manejo será realizado por qualquer profissional da equipe: Enfermeiro e/ou médico e/ou dentista e/ou farmacêutico e/ou assistente social ou profissionais do NASF etc. a depender das situações. Ex.: disúria, tosse sem sinais de risco, dor lombar leve, conflito familiar, usuário que não conseguirá acessar o serviço em outro momento. **Condutas possíveis:** Atendimento do dia. (Risco baixo ou ausência de risco com vulnerabilidade importante) Encaminhar para retaguarda na UBS (conforme cardápio).

SITUAÇÕES NÃO AGUDAS

Orientação específica e/ou sobre as ofertas da unidade.
- Adiantamento de ações previstas em protocolos (ex: teste de gravidez, imunização)
- Agendamento/programação de intervenções.

Contudo, vale salientar que o tempo para o agendamento deve levar em consideração a história, a vulnerabilidade e o quadro clínico da queixa.

Observação: para os usuários classificados na cor azul ou que não foram classificados no quadros vermelho, amarelo ou verde, orientamos redirecionar para ofertas dentro da própria unidade (ex: reuniões de matriciamento) ou dentro da ras, conforme a necessidade do usuário através do uso da ficha de referência e contra-referência.

FONTE: Secretaria Municipal de Saúde de São Paulo. Reorganização do Processo de Trabalho. Acolhimento da Demanda Espontânea. 2015

CAPÍTULO 4

Critérios de Avaliação Geral do Adulto

■ PARÂMETROS DE AVALIAÇÃO – ADULTO

Avaliação do Risco de Vida – Adulto

O risco de vida avalia a ausência ou instabilidade dos sinais vitais (SSVV) e deverão ser aplicados em todos os usuários e em todos os fluxogramas deste Manual, como critérios de avaliação do risco iminente de morte, são eles:

C (*Circulation*)	Palpação do pulso central durante 10 segundos ou com sinais de choque: sudorese, palidez, taquicardia, hipotensão e alteração do estado de consciência.
A (*Airway*)	Usuário não é capaz de manter sua via aérea pérvia, por qualquer obstrução de via aérea ou usuário com estridor inspiratório ou expiratório ou apneia (ausência de respiração ou esforço para respirar por 10 segundos).
B (*Breathing*)	Respiração inadequada (usuários que não conseguem respirar muito bem ou manter uma oxigenação adequada, sinais de ventilação inadequada ou exaustão).

Fonte: Adaptado de Mackway-Jones, K., Marsden, J., & Windle, J. Sistema Manchester de Classificação de Risco. Belo Horizonte, Brasil. 2ª edição. 2017.

Avaliação da Hemorragia – Adulto

A avaliação da hemorragia é estabelecida neste Manual, para identificar os indicadores de hemorragia letal em vítimas de trauma penetrante e analisar sua aplicabilidade na seleção de candidatos ao "controle de danos".

Hemorragia	É um evento mais frequente nos traumas.
Hemorragia exsanguinante	É dita quando a morte ocorrerá rapidamente se ela não for estancada.
Hemorragia maior incontrolável	Sangramento se mantém abundante apesar da compressão local direta ou sustentada, ou aquele que rapidamente encharca grandes curativos.
Hemorragia menor incontrolável	Sangramento discreto ou se mantiver escorrendo após compressão local.

Fonte: Adaptado de Mackway-Jones, K., Marsden, J., & Windle, J. Sistema Manchester de Classificação de Risco. Belo Horizonte, Brasil. 2ª edição. 2017.

Avaliação do Nível de Consciência – Adulto

Considerando o conceito que o nível de consciência "é o grau de alerta comportamental que o indivíduo apresenta" é um bom indicador para possibilidade de eventos graves e menos graves, principalmente na classificação dos traumatismos cranioencefálicos. Este Manual institui o instrumento da *Escala de Coma de Glasgow* para avaliação do risco.

Parâmetros	Critério	Cassificação	Pontos
Abertura Ocular	Olhos abertos previamente à estimulação	Espontânea	4
	Abertura ocular após ordem em tom de voz normal ou em voz alta	Ao som	3
	Abertura ocular após estimulação da extremidade dos dedos	À pressão	2
	Ausência persistente de abertura ocular, sem fatores de interferência	Ausente	1
	Olhos fechados devido a fator local	Não testável	NT
Resposta Verbal	Resposta adequada relativamente ao nome, local e data	Orientada	5
	Resposta não orientada, mas comunicação coerente	Confusa	4
	Palavras isoladas inteligíveis	Palavras	3
	Apenas gemidos	Sons	2
	Ausência de resposta audível, sem fatores de interferência	Ausente	1
	Fator que interfere com a comunicação	Não testável	NT
Melhor Resposta Motora	Cumprimento de ordens com 2 ações	A ordens	6
	Elevação da mão acima do nível da clavícula ao estímulo na cabeça ou pescoço	Localizadora	5
	Flexão rápida do membro superior ao nível do cotovelo, padrão predominante não anormal	Flexão normal	4
	Flexão do membro superior ao nível do cotovelo, padrão predominante claramente anormal	Flexão anormal	3
	Extensão do membro superior ao nível do cotovelo	Extensão	2
	Ausência de movimentos dos membros superiores/ inferiores, sem fatores de interferência	Ausente	1
	Fator que limita resposta motora	Não testável	NT

Fonte: https://www.glasgowcomascale.org/downloads/GCS-Assessment-Aid-Portuguese.pdf

Interpretação – Adulto

Resultado	Interpretação
15	Normalidade
11	Coma superficial
7	Coma intermediário
4	Coma profundo
3	Coma profundo – estado vegetativo

Fonte:Escala de Coma adaptada. Teasdale G., Jennett, B. Assessment of coma and impaired consciousness.A practical scale. Lancet 1974,2:81-84

Avaliação do Agravamento Clínico – Adulto

O agravamento do estado clínico é o início e evolução da situação/queixa. Tem importância na avaliação da classificação de risco, pois os eventos agudos, súbitos e abruptos são normalmente indicativos de emergência/urgência.

Início da Queixa	Agravamento	
Repentino/Abrupto	Indica início do evento em segundos/minutos	Minutos/Segundos
Súbito	Indica início em tempo menor ou igual há 12 horas	≤ 12 horas
Agudo	Indica período de tempo entre 12 e 24 horas	≤ 24 horas
Recentes	Sinais e sintomas que surgiram nos últimos 7 dias	< 7 dias
Não recentes	Sinais e sintomas que surgiram acima de 7 dias	≥ 7 dias

Fonte: Adaptado de Mackway-Jones, K., Marsden, J., & Windle, J. Sistema Manchester de Classificação de Risco. Belo Horizonte, Brasil. 2ª edição. 2017.

Avaliação dos Sinais Vitais – Adulto

Os sinais vitais fornecem informações relevantes sobre o estado físico e emocional dos usuários, sendo importante conhecer os parâmetros normais estabelecidos e quais são as suas relações intrínsecas com sinais e sintomas com os eventos graves e os eventos menos graves.

Temperatura – Adulto

Tabela de Temperatura (adulto)	Valores
Muito quente	≥ a 41 °C
Quente	38,5 ºC – 40,9 °C
Febril	≥ 37,5° C – 38, 4°C
Hipotermia	≤ 35°C

Fonte: Adaptado de Mackway-Jones, K., MArsden, J., & Windle, J. Sistema Manchester de Classificação de Risco. Belo Horizonte, Brasil. 2ª edição. 2017.

Pressão Arterial – Adulto

Pressão Arterial (adulto)	Valores
Pressão arterial (acima do valor de referência)	≥ 140x90 mmHg
Pressão arterial (abaixo do valor de referência)	< 90x60 mmHg ou queda de 30 mmHg do valor basal

Fontes: Sociedade Brasileira de Cardiologia. 7ª Diretriz Brasileira de Hipertensão Arterial. Volume 107, Nº 3, Supl. 3, Setembro 2016 e Vasconcelos, M. M. Diagnóstico Diferencial Rápido. Rio de Janeiro, Guanabara-Koogan, 2005.

Frequência Respiratória – Adulto

Padrões	Valores
Bradipneia	≤ 8 rpm
Taquipneia	≥ 28 rpm

Fonte: Brasil. Ministério da Saúde. Secretaria de Atenção à Saúde. Protocolos de Intervenção para o SAMU 192 – Serviço de Atendimento Móvel de Urgência. Brasília: Ministério da Saúde, 2016.

Estridor: ruído inspiratório e expiratório melhor escutado ao se respirar de boca aberta

Frequência Cardíaca – Adulto

Padrões	Valores
Bradicardia (abaixo do valor de referência)	< 50 bpm
Taquicardia (acima do valor de referência)	> 100 bpm

Fonte: Sociedade Brasileira de Cardiologia. III Diretrizes da Sociedade Brasileira de Cardiologia sobre Análise e Emissão de Laudos Eletrocardiográficos. Volume 106, Nº 4, Supl. 1, Abril 2016

Avaliação do Nível de Dor – Adulto

A dor é considerada uma experiência subjetiva, que deve ser avaliada e descrita como o quinto sinal vital. Trata-se de uma manifestação subjetiva, que envolve mecanismos físicos, psíquicos e culturais.

A experiência dolorosa é um evento amplo não resumido apenas a avaliação da intensidade, as características da dor, início, local, irradiação, periodicidade, tipo de dor, duração e fatores desencadeantes, também devem ser avaliadas.

Para a avaliação da intensidade da dor este Manual institui duas escalas variadas e de fácil manejo para o uso de uma delas, no momento de avaliação e consequentemente da classificação: a Escala Visual Analógica (Régua de Dor) e a Escala Descritiva Verbal (EDV).

Escala Descritiva Verbal (EDV)

Nenhuma dor	Responde ou refere-se a nenhuma dor
Dor intensa	Responde ou refere-se a uma dor insuportável ou dilacerante, geralmente descrita como a maior de todas já vivenciadas. Profissional avalia se a dor: • Interrompe as atividades normais (incapacitante); • Causa dificuldade ou interrompe certas atividades.
Dor moderada	Responde ou refere-se a uma dor intensa, significativa, mas suportável. Profissional avalia: • Pouco impacto nas atividades, faz a maioria das atividades normais.
Dor leve	Responde ou refere-se a uma dor de início há menos de sete dias ou de intensidade inferior a dor moderada. Profissional avalia: • Atividades normais.

Fonte: Adaptado de Mackway-Jones, K., Marsden, J., & Windle, J. Sistema Manchester de Classificação de Risco. Belo Horizonte, Brasil. 2ª edição. 2017.

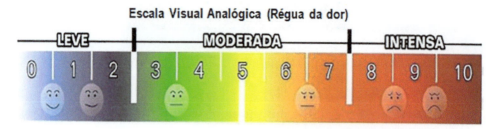

Fonte: Brasil. Ministério da Saúde. Secretaria de Vigilância em Saúde. Secretaria de Atenção Básica. Chikungunya: Manejo Clínico. Brasília: 2017.

Itens de Avaliação Complementar – Adulto

Este Manual utiliza o teste da glicemia capilar, com o objetivo de auxiliar os diagnósticos sindrômicos que indicam necessidade de atendimento imediato ou mediato, conforme os valores apresentados. Esses valores são referências para usuários que apresentam história prévia de diabetes:

Glicemia Capilar – Adulto

Glicemia (adulto)	Valores
Hipoglicemia	< 55 mg/dl
Hiperglicemia	> 300 mg/dl
Hiperglicemia com Cetose	> 200 mg/dl com cetonemia, cetonúria ou sinais de acidose (respiração de Kussmaul – profunda e/ou hálito cetônico)

Fonte: Adaptado de Mackway-Jones, K., Marsden, J., & Windle, J. Sistema Manchester de Classificação de Risco. Belo Horizonte, Brasil. 2ª edição. 2017.

Saturação – Adulto

A monitorização da respiração "externa" ou "pulmonar" inclui informações sobre a qualidade do gás inalado e exalado, volumes, fluxo e pressões associadas. Ao mesmo tempo o estado das trocas gasosas reflete-se nos teores sanguíneos de oxigênio e gás carbônico. Dentre as técnicas não invasivas destinadas a monitorizar as trocas gasosas destaca-se a oximetria de pulso.

Esta se dá através de um equipamento que emite uma luz por fonte oposta à extremidade digital ou lobo da orelha, atravessando os tecidos, por meio de um sensor situado na superfície oposta da extremidade e analisa a absorção de luz pela oxihemoglobina do sangue.

A representatividade do percentil de hemoglobina combinada ao oxigênio, para uma determinada pressão de oxigênio, no oxímetro de pulso é chamada de saturação. Em condições normais uma pessoa deve apresentar a saturação no valor de 97%.

É importante destacar que a espessura, cor da pele e outros fatores, como: metahemoglobinemia, carboxihemoglobinemia, hiperbilirrubinemia, luminosidade ambiente, *shunt* óptico, redução da perfusão da extremidade, presença de certos compostos químicos na circulação podem impedir a leitura acurada da saturação.

Padrões	Valores
Saturação de oxigênio baixa	< 95% em ar ambiente
Saturaçãode oxigênio muito baixa	< 95% em oxigenoterapia ou < 92 % em ar ambiente

Fonte: Adaptado de Mackway-Jones, K., Marsden, J., & Windle, J. Sistema Manchester de Classificação de Risco. Belo Horizonte, Brasil. 2ª edição. 2017.

Classificação Pupilar – Adulto

Segundo o tamanho	Miótica
	Midriática
Segundo a relação entre elas	Isocórica
	Anisocórica
	Diacórica
Segundo a resposta à luz	Reativa
	Não reativa

Fonte: Bickley, Lynn S. Bates: Propedêutica Médica. Rio de Janeiro: Guanabara-Koogan, 2010.

ALGORITMO DE CLASSIFICAÇÃO DE RISCO DO ADULTO – PRIORIDADE ZERO

A **prioridade zero** são todos os casos onde existe o risco de morte do usuário e que necessitam de atendimento imediato, sendo necessário acionar a equipe de emergência da unidade.

PRIORIDADE ZERO	A presença de QUALQUER um destes sinais em qualquer situação indica atendimento médico imediato
PCR	Parada respiratória
	Parada cardiorrespiratória
	Obstrução de vias aéreas ou estridor
TRAUMA MAIOR	Respiração agônica
	Lesão grave de únicos ou múltiplos sistemas
	Traumatismo Crânio Encefálico com Escala de Glasgow < 11
	Grande queimado (> 26%SCQ) ou acometimento de vias aéreas (síndrome de inalação)
	Trauma torácico e/ou abdominal com perfuração, taquidispnéia, alteração mental, hipotensão, taquicardia e dor intensa
	Lesões múltiplas de membros com desalinhamento
CHOQUE	Hipotensão (vide tabela A)
	Taquicardia ou Bradicardia (vide tabela A)
	Alteração do estado de consciência – Escala de Glasgow < 11
INSUFICIÊNCIA RESPIRATÓRIA	FR < 8 ou > 28 rpm com incapacidade de falar
	Cianose
	Letargia e/ou confusão mental
	Saturação O_2 < 92%
COMA	Escala de Glasgow < 11
NEUROLÓGICO	Alteração/déficit neurológico repentino e/ou abrupto (paresia, plegia, disfasia, afasia,ataxia, paralisia facial)

Tabela. Classificação da hemorragia no choque hipovolêmico

	Classe I	Classe II	Classe III	Classe IV
Perda volêmica em %	< 15%	15 – 30%	30 – 40%	> 40%
Perda volêmica em ml*	< 750	750 – 1500	1500 – 2000	> 2000
FC (min)	< 100	>100	> 120	> 140
PA	normal	normal	hipotensão	hipotensão
Enchimento capilar	normal	reduzido	reduzido	reduzido
FR (min)	< 20	20 – 30	30 – 40	>35
Dédito Urinário (ml/h)	>30	20 – 30	5 – 20	desprezível
Nível de consciência	pouco ansioso	ansioso	ansioso – confuso	confuso – letárgico

Fonte: Felice et al. Choque: diagnóstico e tratamento na emergência. Revista da AMRIGS. Porto Alegre, 55(2): 179-196, abr – jun: 2011

CAPÍTULO 5

Algoritmos de Classificação de Risco do Adulto

Algoritmos	CIAP	Página
1. Abstinência / Abuso de Álcool e/ou Substâncias Químicas no Adulto	A23, P15 ao P19	24
2. Alteração de Comportamento no Adulto	P29	25
3. Alteração Gastrointestinal/Dor Abdominal no Adulto	D01, D02, D06 e D29	26
4. Alteração Ginecológica/Mamaria no Adulto	X01 ao X29	27
5. Alteração Ocular no Adulto	F01 ao F29	28
6. Alteração Relacionada a Gestação e Puerpério no Adulto	W01 ao W29	29
7. Alteração de Glicemia Capilar no Adulto	T29	31
8. Alteração de Ouvido/Nariz no Adulto	H01 ao H29, R08	32
9. Alteração de Pele e/ou Mucosa no Adulto	S21, S24 e S29	33
10. Alteração de Sinais Vitais/ Mal Estar/ Tontura/ Vertigem no Adulto	A05, A29, N17	34
11. Alteração Urinária/ Intestinal/ Genital no Adulto	U07, D29, X29 e Y29	35
12. Crise Convulsiva no Adulto	N07	36
13. Diarreia e/ou Vômito no Adulto	D10, D11	37
14. Distúrbios Psiquiátricos no Adulto	P29	38
15. Dor de Cabeça no Adulto	N01	39
16. Dor/Desconforto Torácico no Adulto	A11	40
17. Dor Traumática e Não Traumática no Adulto	A01	41
18. Mordedura e/ou Picadas de animais sinatrópicos, venosos e peçonhentos e outros no Adulto	S12, S13	42
19. Problemas Respiratórios no Adulto	R29	43
20. Queda no Adulto	A23, A80	44
21. Queimadura e/ou Exposição a Agente Químico no Adulto	S14	45
22. Reação Alérgica no Adulto	A29, A92	47
23. Rebaixamento do Nível de Consciência e/ou Déficit Neurológico no Adulto	N29	48
24. Sintomas Gripais / Dor de Garganta no Adulto	R04, R21, R29	49
25. Situações Especiais/ Suspeita / Vítimas de Violência no Adulto	Z25, Z29	50
26. Trauma Abdominal no Adulto	D80	51
27. Trauma Cranioencefálico no Adulto	A80, N80	52
28. Traumas Diversos no Adulto	A80	53
29. Suspeita de Arboviroses no Adulto	S12, A99	54

OBSERVAÇÃO: A partir da introdução do Prontuário Eletrônico do Cidadão no Sistema Único de Saúde fez-se necessário a adoção da Classificação Internacional da Atenção Primária (CIAP), desta forma trazemos neste manual como sugestão alguns exemplos que podem ser utilizados do CIAP.

1. ABSTINÊNCIA / ABUSO DE ALCOOL E/OU SUBSTÂNCIAS QUÍMICAS NO ADULTO (CIAP – A23, P15 ao P19)

CLASSIFICAÇÃO VERMELHO
- Alteração do nível de consciência abrupta/repentina
- Alteração/déficit neurológico abrupto/repentino (Perda de função neurológica: alteração ou ou perda de sensibilidade, fraqueza de membros transitória ou permanente, retenção urinária ou intestinal)
- Alteração pupilar (anisocóricas e/ou não fotorreativas)
- Dispneia aguda ou respiração ou alterada
- Edema de lingua ou lesão por inalação
- Sinais de choque associada taquicardia ou ritmo irregular, hipotensão, palidez cutânea, pele fria e úmida e/ou perfusão periférica diminuída
- Glicemia capilar < 55 mg/dl
- Glicemia capilar > 200 mg/dl com cetose
- Observação do alto risco de agressão subito aos outros (punhos serrados, discurso com palavra ameaçadoras, agitação psicomotora e inquietude)
- Histórico e/ou observação do alto risco subito de autoagressão
- Saturação muito baixa (< 95% em oxigenoterapia ou < 92% em ar ambiente)
- Pulso anormal: < 50 bpm ou ≥ 141 bpm ou ritmo irregular
- Temperatura < 35ºC

CLASSIFICAÇÃO AMARELO
- Alteração do nível de consciência subita ou aguda
- Edema de face associada a nausea e/ou vomito
- Vomitos persistentes e continuos
- História psiquiátrica e/ou do uso de drogas
- História de convulsão súbita ou aguda
- Historico agudo de agressão aos outros (percepção do comportamento ameaçador)
- Historico agudo de autoagressão (percepção do comportamento ameaçador) com ou sem história prévia
- Sinais e sintomas não relacionados a queixa com suspeita de abuso e maus tratos
- Sinais de abstinência*
- Saturação baixa (< 95% em ar ambiente)

CLASSIFICAÇÃO VERDE
- História de inconsciência recente
- Alteração/déficit neurológico recente (Perda de função neurológica: alteração ou ou perda de sensibilidade, fraqueza de membros transitória ou permanente, retenção urinária ou alteração da função intestinal)
- Náuseas e vômitos
- Sinais aparentes de embriaguez: fala arrastada, hálito alcoólico, sudorese e dificuldade de deambular
- Sem observação do risco de agressão aos outros e/ou autoagressão
- Evento recente

NÃO AGUDO
- História de abuso de substâncias sem sintomatologia
- Evento não recente

* Vide quadro sinais de intoxicação e abstinência

2. ALTERAÇÃO DE COMPORTAMENTO NO ADULTO (CIAP – P29)

CLASSIFICAÇÃO VERMELHO
- Perda ou alteração do nível de consciência abrupta/repentina
- Alteração/déficit neurológico abrupta/repentina (perda de função neurológica: alteração ou ou perda de sensibilidade, fraqueza de membros transitória ou permanente, retenção urinária ou intestinal)
- Dispneia aguda ou respiração alterada;
- Sinais de choque associada taquicardia ou ritmo irregular, hipotensão, palidez cutânea, pele fria e pegajosa ou perfusão periférica diminuída
- Glicemia capilar < 55 mg/dl
- Sinais de intoxicação por álcool ou outras substâncias
- Observação do alto risco de agressão subito aos outros (punhos serrados, discurso com palavra ameaçadoras, agitação psicomotora e inquietude)
- Histórico e/ou observação do alto risco subito de autoagressão
- Ideação suicida

CLASSIFICAÇÃO AMARELO
- Alteração do nível de consciência súbita/aguda
- Alteração neurológica súbita e/ou aguda
- História de inconsciência de 12 horas a 24 horas
- História psiquiátrica e/ou do uso de drogas ou outras substâncias com alteração de comportamento agudo significativo.
- Histórico agudo de agressão aos outros (percepção do comportamento ameaçador)
- Histórico agudo de autoagressão (percepção do comportamento ameaçador) com ou sem história prévia
- Tristeza profunda ou humor deprimido (choro fácil, insonia, baixa autoestima,ansiedade, apatia, perda de apetite, perda de interesse nas AVD, solidão, angustia e ataque de pânico)

CLASSIFICAÇÃO VERDE
- História de inconsciência recente
- Alteração neurológica recente
- História psiquiátrica e/ou de uso de drogas ou outras substâncias sem alteração de comportamento recente
- Sem observação do risco de agressão aos outros e/ou autoagressão sem ou com história prévia
- Relato de desânimo continuo
- Evento recente

NÃO AGUDO
- História psiquiátrica e/ou de uso de drogas ou outras substâncias não recente
- Insônia
- Evento não recente

3. ALTERAÇÃO GASTROINTESTINAL / DOR ABDOMINAL NO ADULTO (CIAP – D01, D02, D06 e D29)

CLASSIFICAÇÃO VERMELHO

- Alteração do nível de consciência abrupta/repentina
- Dispneia aguda ou respiração alterada;
- Sinais de choque associada taquicardia ou ritmo irregular, hipotensão, palidez cutânea, pele fria e úmida e/ou perfusão periférica diminuída
- Observação de vômito e /ou fezes com presença de sangue (Hematêmese/Enterorragia/Melena)
- Vômitos e/ou diarreias contínuos ≥ 10 episódios/dia ou mais com sinais de desidratação grave (1 ou mais sinais): letargia, prostração, hipotonia, olhos muito encovados, lágrimas ausentes, boca e língua muito seca, sinal da prega positivo (a pele volta ao estado anterior muito lentamente – mais de 2 segundos), pulso débil (enchimento capilar – mais de 5 segundos).
- Dor epigástrica (desconforto na região epigástrica associada a naúseas, sudorese e sensação de tontura)
- Dor irradiada para o dorso de intensidade constante ou intermitente
- Alteração de FR < 8 ou > 28 rpm
- Temperatura ≥ 41º C
- Dor intensa ou dor de 8 a 10/10 (escala numérica/face/EDV)

CLASSIFICAÇÃO AMARELO

- Alteração do nível de consciência súbita/aguda
- História de fezes de coloração preta ou vermelha escura
- História de vômito com sangue (escurecido ou "borra de café")
- Vômitos e/ou diarreias persistentes ≤ 9 episódios/dia com sinais de desidratação (1 ou mais sinais): inquietação e irritação, olhos encovados, lágrima ausente, boca e língua seca e /ou sinal da prega positivo (a pele volta ao estado anterior lentamente)
- Distensão abdominal e/ou retenção urinária
- Temperatura ≥ 38,5° a 40,9°C
- Dor moderada ou dor de 3 a 7/10 (escala numérica/face/EDV)

CLASSIFICAÇÃO VERDE

- História de desconforto abdominal e/ou nausea recente
- Vômitos e/ou diarreia sem sinais de desidratação
- Constipação intestinal
- Prurido anal com ou sem presença de vermes associado ou não a inapetência e/ou dor abdominal
- Temperatura ≥ 37,5 a 38,4ºC
- Dor leve ou dor de 1 a 2/10 abaixo de 7dias (escala numérica/face/EDV)
- Evento recente

NÃO AGUDO

- História de desconforto abdominal e/ou nausea não recente
- História de vômitos e diarreia não recente
- Dor leve ou dor de 1 a 2/10 acima de7 dias(escala numérica/face/EDV)
- Evento não recente

4. ALTERAÇÃO GINECOLÓGICA / MAMÁRIA NO ADULTO (CIAP – X01 ao X29)

CLASSIFICAÇÃO VERMELHO
- Sinais de choque associada a taquicardia ou ritmo irregular, hipotensão, palidez cutânea, pele fria e/ou úmida ou perfusão periférica diminuída
- Sangramento vaginal ativo
- Mastite com presença de abcesso
- Temperatura ≥ 41°C ou <35°C
- Dor intensa ou dor de 8 a 10/10 (escala numérica/face/EDV)

CLASSIFICAÇÃO AMARELO
- Historia de trauma vaginal
- História discordante
- História hematológica ou metabólica significativa associada a perda sanguinea e de possibilidade de deterioração rápida
- Dor abdominal associada a sangramento vaginal com ou sem atraso menstrual
- Relato de sangramento vaginal não ativo
- Fissura mamilar com presença de sinais infecciosos
- Ingurgitamento mamário com sinais flogisticos associado a febre
- Temperatura ≥ 38,5°C a 40,9°C
- Dor moderada ou dor de 3 a 7/10 (escala numérica/face/EDV)

CLASSIFICAÇÃO VERDE
- Leucorréia com ou sem prurido/com ou sem odor
- Relato de prurido
- Presença de sangramento de escape ("Borra de Café" ou Spotting)
- Atraso menstrual não associada a gestação
- História de "caroço na mama"
- Descarga papilar
- Retração papilar
- Fissura mamilar sem presença sinais de infecção
- Ingurgitamento mamário acentuado
- Descamação e/ou erosão e/ou aspecto de laranja
- Presença de lesão e /ou verruga em região de vulva e /ou vagina
- Temperatura ≥ 37,5°C a 38,4°C
- Dor leve ou dor de 1 a 2/10 abaixo de7 dias(escala numérica/face/EDV)
- Evento recente

NÃO AGUDO
- Dor leve ou dor de 1 a 2/10 acima de 7dias (escala numérica/face/EDV)
- Evento não recente

5. ALTERAÇÃO OCULAR NO ADULTO (CIAP – F01 ao F29)

CLASSIFICAÇÃO VERMELHO
- Lesão ocular química ou térmica aguda
- Sangramento visível de grande, médio e pequeno volume
- Presença de corpo estranho no local
- Perda total da visão aguda em um ou ambos os olhos
- Temperatura ≥ 41ºC ou Temperatura < 35ºC
- Dor intensa ou dor de 8 a 10/10 (escala numérica/face/EDV)

CLASSIFICAÇÃO AMARELO
- Redução aguda da acuidade visual
- Edema e/ou deformidade e/ou hematoma
- Suspeita de trauma
- Historia discordante
- Congestão ocular com secreção purulenta ou mucopurulenta
- Vermelhidão ocular intensa, sensação de ardência, sensação de corpo estranho, lacrimejamento excessivo, prurido e/ou presença de secreção amarelada
- Temperatura ≥ 38,5° C a 40,9° C
- Dor moderada ou dor de 3 a 7/10 (escala numérica/face/EDV)

CLASSIFICAÇÃO VERDE
- Vermelhidão ocular leve, sensação de ardência, sensação de corpo estranho, lacrimejamento excessivo, prurido sem presença de secreção amarelada
- Pálpebras emaranhadas ao acordar
- Visão turva/embaçada
- Fotofobia
- Diploplia (visão dupla que desaparece se um dos olhos é fechado)
- Prurido intenso
- Redução recente da acuidade visual
- Temperatura ≥ 37,5°C a 38,4°C
- Dor leve ou dor de 1 a 2/10 abaixo de 7dias (escala numérica/face/EDV)
- Evento recente

NÃO AGUDO
- Redução não recente da acuidade visual
- Dor leve ou dor de 1 a 2/10 acima de 7 dias (escala numérica/face/EDV)
- Evento não recente

6. ALTERAÇÃO RELACIONADA A GESTAÇÃO E PUERPÉRIO NO ADULTO (CIAP – W01 ao W29)

CLASSIFICAÇÃO VERMELHO

- Alteração do nível de consciência abrupta/repentina
- Dispneia aguda ou respiração alterada;
- Sinais de choque associada taquicardia ou ritmo irregular, hipotensão, palidez cutânea, pele fria e úmida e/ou perfusão periférica diminuída
- Sangramento vaginal ativo
- Relato ou perda de líquido
- Relato de movimento uterino fetal diminuído
- Apresentação de partes fetais
- Prolapso de cordão umbilical
- Trabalho de parto
- História de trauma abdominal
- História de convulsão subita
- História de anemia falciforme com sintomatologia
- Pressão arterial sistólica $\geq$ 160 mmHg ou diastólica $\geq$ 110 mmHg
- Pressão arterial > 140X90 mmHg associado a dor de cabeça, dor de estomago ou alterações visuais
- Pressão arterial sistólicam inaudível ou abaixo de 80 mmHg
- Glicemia capilar < 50 mg/dl
- Glicemia capilar > 300 mg/dl com sintomatologia
- Glicemia capilar > 200 mg/dl com cetose
- Relato de cólica em baixo ventre/contração
- Anasarca (edema generalizado)
- Alteração de FR < 8 ou > 28 rpm
- Saturação muito baixa (< 95% em oxigenoterapia ou < 92% em ar ambiente)
- Temperatura $\geq$ 41°C ou <35°C
- Dor intensa ou dor de 8 a 10/10 (escala numérica/face/EDV)

CLASSIFICAÇÃO AMARELO

- Alteração do nível de consciência súbita/aguda
- História de trauma vaginal
- História de sangramento ativo
- Hiperemese (Mais de 3 episódios de vomito ao dia)
- Sinais de infecção sitio cirurgico associado a febre
- Ingurgitamento mamário com sinais flogisticos associado a febre
- Pressão arterial sistólica 140- 159 mmHg e/ou PAD 90 – 109 mmHg sem sintomas
- Pressão arterial sistólica $\geq$ 140 – 159 mmHg ou diastólica $\geq$ 90 – 109 mmHg associado a dor de cabeça, dor de estomago ou alterações visuais
- Glicemia capilar $\geq$ 300 mg/dl sem sintomatologia
- Sinais e sintomas não relacionados à queixa com suspeita de abuso e maus tratos
- Edema de membros inferiores
- Lesão anal aguda (Hemorróidas e fissuras)
- Tristeza profunda ou humor deprimido (choro fácil, insonia, baixa autoestima,ansiedade, apatia, perda de apetite, perda de interesse nas AVD, solidão, angustia e ataque de pânico)
- Saturação baixa (< 95% em ar ambiente)
- Temperatura $\geq$ 38,5°C a 40,9°C
- Dor moderada ou dor de 3 a 7/10 (escala numérica/face/EDV)

CLASSIFICAÇÃO VERDE

- Sinais e sintomas de gravidez psicológica
- Pirose/Nausea/ Vomito/Inaptência
- Incontinência urinária /fecal
- Queixas urinárias
- Lesões genitais /anal recente
- Temperatura $\geq$ 37,5°C a 38,4°C
- Dor leve ou dor de 1 a 2/10
- Evento recente

7. ALTERAÇÃO DE GLICEMIA CAPILAR NO ADULTO (CIAP – T29)

CLASSIFICAÇÃO VERMELHO
- Alteração do nível de consciência abrupta/repentina
- Dispneia aguda ou respiração alterada;
- Sinais de choque associada taquicardia ou ritmo irregular, hipotensão,palidez cutânea, pele fria e úmida e/ou perfusão periférica diminuída
- Alteração de FR < 8 ou > 28 rpm
- Glicemia capilar < 55 mg/dl
- Glicemia capilar > 300 mg/dl com sintomas
- Glicemia capilar > 200 mg/dl com cetose
- Temperatura ≥ 41°C ou <35°C
- Dor intensa ou dor de 8 a 10/10 (escala numérica/face/EDV)

CLASSIFICAÇÃO AMARELO
- Alteração do nível de consciência súbita/aguda
- Glicemia capilar ≥ 300 mg/dl sem sintomatologia
- Glicemia capilar ≥ 110 mg/d e ≤ 300 mg/dl com sintomatologia
- Glicemia capilar ≥ 55 mg/dl a 60 mg/dl com sintomatologia
- Vômitos persistentes
- Temperatura ≥ 38,5°C a 40,9°C
- Dor moderada ou dor de 3 a 7/10 (escala numérica/face/EDV)

CLASSIFICAÇÃO VERDE
- Glicemia capilar ≥ 110 mg/d e < 300 mg/dl sem sintomatologia
- Glicemia capilar > 60 mg/dl a 69 mg/dl sem sintomatologia
- Temperatura ≥ 37,5°C a 38,4°C
- Dor leve ou dor de 1 a 2/10 abaixo de 7dias (escala numérica/face/EDV)
- Evento recente

NÃO AGUDO
- Dor leve ou dor de 1 a 2/10 acima de 7dias (escala numérica/face/EDV)
- Evento não recente

8. ALTERAÇÃO DE OUVIDO / NARIZ NO ADULTO (CIAP – H01 ao H29, R08)

CLASSIFICAÇÃO VERMELHA	• Sangramento ativo pelo nariz e/ou orelha, sem história de trauma cranioencefálico • Presença de corpo estranho com sangramento • Temperatura ≥ 41ºC ou Temperatura < 35ºC • Dor intensa ou dor de 8 a 10/10 (escala numérica/face/EDV)
CLASSIFICAÇÃO AMARELO	• Presença de corpo estranho sem sangramento • Sangramento visível, de médio a pequeno volume e controlável • Tontura rotatória (Pressão arterial dentro do valor basal) • Trauma súbito/agudo na região da orelha e/ou nariz • Presença de exsudato purulento na orelha e/ou • Vomito persistente associada a queixa de ouvido • Deformidades grosseiras • Historia discordante • Temperatura > 38,5°C a 40,9°C • Dor moderada ou dor de 3 a 7/10 (escala numérica/face/EDV)
CLASSIFICAÇÃO VERDE	• Trauma recente na região da orelha e/ou nariz/inchaço de face (localizado ou difuso) • Hematoma de nariz e/ou orelha (geralmente pós-traumática) • Vertigem (sensação aguda de estar tonto ou rodando podendo estar associado a náusea e vomito) • Perda da audição recente ("ouvido tampado" ou sensação de pressão no ouvido) • Zumbido • Presença de cerume local • Congestão nasal • Temperatura ≥ 37,5°C a 38,4°C • Dor leve ou dor de 1 a 2/10 abaixo de 7 dias (escala numérica/face/EDV) • Evento recente
NÃO AGUDO	• Perda da audição não recente • Dor leve ou dor de 1 a 2/10 acima de 7dias (escala numérica/face/EDV) • Evento não recente

9. ALTERAÇÃO DE PELE E/OU MUCOSA NO ADULTO (CIAP – S21, S24 e S29)

CLASSIFICAÇÃO VERMELHO
- Miíase com infestação com sintomatologia
- Angioedema ou púrpura associado a temperatura ≥ 41°C
- Temperatura ≥ 41° C associada a alteração de pele
- Dor intensa ou dor de 8 a 10/10 (escala numérica/face/EDV)

CLASSIFICAÇÃO AMARELO
- Presença de lesão limpa com sinais sistêmicos de infecção
- Miíase com infestação sem sintomatologia
- Presença de abcesso com flutuação
- Sinais de celulite
- Lesão cirurgica com sinais de infecção
- Reações hansênicas graves
- Presença de vesiculas pruriginosa
- Presença de exantema com petéquias
- Presença de prurido intenso e/ou generalizado
- Temperatura ≥ 38,5°C a 40,9°C
- Dor moderada ou dor de 3 a 7/10 (escala numérica/face/EDV)

CLASSIFICAÇÃO VERDE
- Presença de prurido leve
- Presença de sinais flogísticos e/ou edema
- Presença de lesão limpa com ou sem sinais de infecção
- Presença de abcesso sem flutuação
- Presença de placas esbranquiçadas em mucosas
- Presença de verrugas
- Presença de lesão ou área da pele insensível
- Presença de insensibilidade em pés
- Presença de parasitas em pele ou couro cabeludo
- Presença de exantema sem petéquias
- Reações hansênicas recentes
- Temperatura ≥ 37,5°C a 38,4°C
- Dor leve ou dor de 1 a 2/10 abaixo de 7dias (escala numérica/face/EDV)
- Evento recente

NÃO AGUDO
- História de doença de pele, porém, sem sinais e sintomas no momento.
- Dor leve ou dor de 1 a 2/10 acima de 7dias (escala numérica/face/EDV)
- Evento não recente

10. ALTERAÇÃO DE SINAIS VITAIS / MAL ESTAR / TONTURA / VERTIGEM NO ADULTO (CIAP – A05, A29, N17)

CLASSIFICAÇÃO VERMELHO

- Alteração do nível de consciência abrupta/repentina
- Dispneia aguda ou respiração alterada
- Sinais de choque associada taquicardia ou ritmo irregular, hipotensão, palidez cutânea, pele fria e úmida e/ou perfusão periférica diminuída
- Sinais de meningismo (rigidez de nuca associada cefaleia, fotofobia e/ou purpura/erupção cutânea fixa)
- Erupções cutâneas fixas associada a alterações de temperatura
- Alteração de FR < 8 ou > 28 rpm
- Pulso anormal: < 50 bpm ou ≥ 141 bpm ou ritmo irregular
- PA sistólica ≥ 241 mmHg com ou sem *sintomatologia
- PA diastólica ≥ 120 mmHg com ou sem *sintomatologia
- PA sistólica ≤ 90 mmHg e PA diastólica ≤ 60 mmHg, com sinais de palidez acentuada, fraqueza, sudorese, pele fria e síncope postural (tontura)
- Glicemia capilar < 55 mg/dl
- Glicemia capilar > 300 mg/dl com sintomas
- Glicemia capilar > 200 mg/dl com cetose
- Saturação muito baixa (< 95% em oxigenoterapia ou < 92% em ar ambiente)
- Temperatura ≥ 41°C ou < 35°C
- PA sistólica ≥ 241 mmHg com ou sem sintomatologia*
- Dor intensa ou dor de 8 a 10/10 (escala numérica/face/EDV)

CLASSIFICAÇÃO AMARELO

- Alteração do nível de consciência aguda/súbita
- Frequência cardíaca ≥ 50 a < 60 bpm ou ≥ 120 a 140 bpm
- PA sistólica ≥ 180 mmHg a 240 mmHg com *sintomatologia
- PA diastólica ≥ 100 a 119 mmHg com ou sem *sintomatologia
- Glicemia capilar ≥ 110 mg/d e ≤ 300 mg/dl com sintomatologia
- Glicemia capilar ≥ 55 mg/dl a 60 mg/dl com sintomatologia
- Glicemia capilar ≥ 300 mg/dl sem sintomatologia
- Ilusão de movimento rotatório em torno do ambiente (tontura)
- Vesículas disseminadas associadas a aumento da temperatura
- Saturação baixa (< 95% em ar ambiente)
- Temperatura ≥ 38,5°C a 40,9°C
- Dor moderada ou dor de 3 a 7/10 (escala numérica/face/EDV)

CLASSIFICAÇÃO VERDE

- História de viagem recente (Exposição conhecida à patogeno de alto risco ou viagem para região de prevalencia conhecida da doença infecciosa)
- "Formigamento" ou dormência isolada
- Nausea/Inaptência
- Frequência cardíaca de 60 a 119 bpm
- PA sistólica ≥ 180 mmHg a 239 mmHg sem *sintomatologia
- PA sistólica ≤ 179 mmHg a 119 mmHg com ou sem *sintomatologia
- PA diastólica ≥ 80 mmHg a 99 mmHg com ou sem *sintomatologia
- Temperatura ≥ 37,5° C a 38,4° C
- Dor leve ou dor de 1 a 2/10 acima de 7 dias (escala numérica/face/EDV)
- Evento recente

* Sintomatologias associadas mais frequentes: sensação de mal estar, ansiedade, agitação, dor de cabeça, dor na nuca, tontura, visão turva, dor no peito, tosse, dispnéia, náuseas, vômitos.

11. ALTERAÇÃO URINÁRIA / INTESTINAL / GENITAL NO ADULTO (CIAP – U07, D29, X29 e Y29)

CLASSIFICAÇÃO VERMELHO
- Alteração/déficit neurológico abrupto/repentino (Perda de função neurológica:confusão mental)
- Priapismo (ereção peniana sustentada)
- Gangrena de escroto
- História ou observação de sangramento uretral visível, de grande volume e incontrolável
- Temperatura ≥ 41ºC ou Temperatura < 35ºC
- Dor intensa ou dor de 8 a 10/10 (escala numérica/face/EDV)

CLASSIFICAÇÃO AMARELO
- Alteração/déficit neurológico súbita/aguda
- História de colúria
- História de presença de distensão abdominal com retenção urinária
- História de dor testicular em menores de 25 anos
- História de celulite ou edema de escroto ou vulva
- História do aumento do volume e translucência escrotal aguda
- História de presença de varizes em escroto ou vulva
- Colicas (Dores intermitentes (em onda) que tende a melhorar oui piorar a cada 20 minutos)
- Vômito persistente associada a queixa urinária
- Temperatura ≥ 38,5° C a 40,9° C
- Dor moderada ou dor de 3 a 7/10 (escala numérica/face/EDV)

CLASSIFICAÇÃO VERDE
- Disúria
- Polaciúria
- Vômito esporádico associada a queixa urinária
- História de trauma de escroto ou vulva recente
- História de lesão genital em puérpera
- História de secreção peniana ou vaginal
- Presença de lesão e/ou verrugas em região peniana ou vulvar
- Constipação intestinal
- Prurido anal com ou sem presença de vermes associado ou não a inapetência e/ou dor abdominal
- Temperatura ≥ 37,5°C a 38,4°C
- Dor leve ou dor de 1 a 2/10 ≥ 7dias (escala numérica/face/EDV)
- Evento recente

12. CRISE CONVULSIVA NO ADULTO (CIAP – N07)

CLASSIFICAÇÃO VERMELHO

- Crise convulsiva ou primeiro episódio de convulsão ≤ 12 horas
- Perda ou alteração do nível de consciência abrupta/repentina
- Alteração/déficit neurológico abrupto/repentino (Perda de função neurológica: alteração ou perda de sensibilidade, fraqueza de membros transitória ou permanente, retenção urinária ou intestinal)
- Dispneia aguda ou respiração alterada
- Sinais de choque associada taquicardia ou ritmo irregular, hipotensão, palidez cutânea, pele fria e pegajosa ou perfusão periférica diminuída
- Sinais de meningismo (rigidez de nuca associada a cefaleia, fotofobia, vômito e purpura ou erupção cutânea fixa)
- Intoxicação exógena
- Glicemia capilar < 55 mg/dl
- Temperatura ≥ 41°C

CLASSIFICAÇÃO AMARELO

- Alteração/déficit neurológico súbita/aguda
- História de trauma cranioencefálico súbita e/ou aguda
- Sinais e sintomas não relacionados à queixa com suspeita de abuso de medicação e maus tratos
- História de convulsão no periodo > 12 horas e ≤ 24 horas
- Temperatura ≥ 38,5° a 40,9°C

CLASSIFICAÇÃO VERDE

- História de convulsão no período > 24 horas
- Temperatura ≥37,5 a 38,4ºC
- Evento recente

13. DIARREIA E/OU VÔMITO NO ADULTO (CIAP – D10, D11)

CLASSIFICAÇÃO VERMELHO

- Perda ou alteração do nível de consciência abrupta/repentina
- Dispneia aguda ou respiração alterada;
- Alteração da FR <8 ou >28 rpm
- Prostração e hipotonia
- Sinais de choque associada taquicardia ou ritmo irregular, hipotensão,palidez cutânea, pele fria e úmida e/ou perfusão periférica diminuída
- Observação de vômito e/ou fezes com presença de sangue ativo
- Vômitos e/ou diarreias contínuos ≥ 10 episódios/dia ou mais com sinais de desidratação grave (1 ou mais sinais): letargia, prostração, hipotonia, olhos muito encovados, lágrimas ausentes, boca e língua muito seca, sinal da prega positivo (a pele volta ao estado anterior muito lentamente mais de 2 segundos), pulso débil (enchimento capilar mais de 5 segundos).
- Temperatura ≥ 41°C ou < 35° C
- Dor intensa ou dor de 8 a 10/10 (escala numérica/face/EDV)

CLASSIFICAÇÃO AMARELO

- Alteração/déficit neurológico súbita/aguda
- História de fezes de coloração preta ou vermelha escura
- História de vômito com sangue (escurecido ou "borra de café")
- Vômitos e/ou diarreias persistentes ≤ 9 episódios/dia com sinais de desidratação (1 ou mais sinais): inquietação e irritação, olhos encovados, lágrima ausente, boca e língua seca, sinal da prega positivo (a pele volta ao estado anterior lentamente)
- Temperatura ≥ 38,5° a 40,9°C
- Dor moderada ou dor de 3 a 7/10 (escala numérica/face/EDV)

CLASSIFICAÇÃO VERDE

- Vômitos e/ou diarreia sem sinais de desidratação
- Temperatura ≥ 37,5 a 38,4ºC
- Dor leve ou dor de 1 a 2/10 abaixo de 7 dias (escala numérica/face/EDV)
- Evento recente

NÃO AGUDO

- História de diarreia e ou vômito não recente
- Dor leve ou dor de 1 a 2/10 acima de7 dias(escala numérica/face/EDV)
- Evento não recente

14. DISTÚRBIOS PSIQUIÁTRICOS NO ADULTO (CIAP – P29)

CLASSIFICAÇÃO VERMELHO
- Grave alteração de comportamento com risco imediato de violência ou agressão
- Risco imediato para si ou para outrem
- Agitação psicomotora com ou sem necessidade de contenção
- Intoxicação por álcool e outras substâncias

CLASSIFICAÇÃO AMARELO
- Alucinação
- Desorientação com agitação psicomotora
- Crise de pânico: taquicardia, sudorese e/ou sensação de morte iminente
- Pensamentos suicídas atuais e recorrentes

CLASSIFICAÇÃO VERDE
- Desorientação sem agitação
- Gesticulando, mas não agitado
- Sem risco imediato para si ou para outrem
- Evento recente

NÃO AGUDO
- Histórico de doença psiquiátrica
- Evento não recente

15. DOR DE CABEÇA NO ADULTO (CIAP – N01)

CLASSIFICAÇÃO VERMELHO
- Alteração do nível de consciência abrupta/repentina
- Alteração/déficit neurológico abrupto/repentino (Perda de função neurológica: alteração ou perda de sensibilidade, fraqueza de membros transitória ou permanente, retenção urinária ou intestinal)
- Dispneia aguda ou respiração alterada;
- Sinais de choque associada taquicardia ou ritmo irregular, hipotensão, palidez cutânea, pele fria e úmida e/ou perfusão periférica diminuída
- Perda total da visão em 1 ou ambos os olhos nas últimas 24 horas sem retorno da normalidade
- Sinais de meningismo (rigidez de nuca associada cefaleia, fotofobia e/ou purpura/erupção cutânea fixa)
- Observação de vômito em jato
- Alteração da FR < 8 ou > 28 rpm
- Pulso anormal: < 50 bpm ou ≥ 141 bpm ou ritmo irregular
- PA sistólica ≥ 241 mmHg com ou sem sintomatologia*
- PA diastólica ≥ 120 mmHg com ou sem sintomatologia*
- Temperatura ≥ 41°C
- Dor intensa ou dor de 8 a 10/10 (escala numérica/face/EDV)

CLASSIFICAÇÃO AMARELO
- Alteração do nível de consciência súbita ou aguda
- Alteração/déficit neurológico abrupto/repentino (Perda de função neurológica: alteração ou ou perda de sensibilidade, fraqueza de membros transitória ou permanente, retenção urinária ou intestinal)
- PA sistólica ≥ 180 mmHg a 240 mmHg com *sintomatologia
- PA diastólica ≥ 100 a 119 mmHg com ou sem *sintomatologia
- Alteração/Redução recente da acuidade visual
- História de vômitos persistentes
- Sinais e sintomas não relacionados a queixa com suspeita de abuso e maus tratos
- Dor de cabeça associada a história de convulsão
- Temperatura ≥ 38,5° a 40,9°C
- Dor moderada ou dor de 3 a 7/10 (escala numérica/face/EDV)

CLASSIFICAÇÃO VERDE
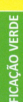
- Perda ou alteração do nível de consciência recente
- PA sistólica ≥ 180 mmHg a 240 mmHg sem *sintomatologia
- PA sistólica ≤ 179 mmHg a 119 mmHg com ou sem *sintomatologia
- PA diastólica entre 80 mmHg a 99 mmHg com ou sem *sintomatologia
- Temperatura ≥ 37,5 a 38,4ºC
- História de vômitos eventuais
- Dor leve ou dor de 1 a 2/10 abaixo de 7dias (escala numérica/face/EDV)
- Evento recente

NÃO AGUDO
- Dor leve ou dor de 1 a 2/10 acima de7 dias(escala numérica/face/EDV)
- Evento recente

* Sintomatologias associadas mais frequentes: sensação de mal estar, ansiedade, agitação, dor de cabeça, dor na nuca, tontura, visão turva, dor no peito, tosse, dispneia, náusea, vômitos.

16. DOR/DESCONFORTO TORÁCICO NO ADULTO (CIAP – A11)

CLASSIFICAÇÃO VERMELHO

- Alteração do nível de consciência abrupta/repentina
- Dispneia aguda ou respiração alterada;
- Sinais de choque associada taquicardia ou ritmo irregular, hipotensão, palidez cutânea, pele fria e úmida e/ou perfusão periférica diminuída
- Dor precordial (dor intensa em aperto, ou sensação de peso no meio do tórax que pode irradiar para braço esquerdo e/ou pescoço e/ou mandíbula; podendo também associar-se a sudorese e náusea)
- Dor torácica súbita localizada em fincada com dispneia e/ou tosse e/ou espirro.
- Arritmia recorrente ameaçadora da vida ou cardiopatia previamente conhecida que pode detiorar rapidamente.
- Dormência ou formigamento em braço esquerdo
- Alteração de FR < 8 ou > 28 rpm
- Pulso anormal: $\leq$ 50 bpm ou $\geq$ 141 bpm ou ritmo irregular
- Saturação muito baixa (< 95% em oxigenoterapia ou < 92% em ar ambiente)
- Temperatura $\geq$ 41°C ou $\leq$35°C
- Dor intensa ou dor de 8 a 10/10 (escala numérica/face/EDV)

CLASSIFICAÇÃO AMARELO

- Alteração do nível de consciência subita ou aguda
- Palpitações atual sem sintomatologia
- Vômitos persistentes e/ou contínuos
- Dor torácica súbita localizada em fincada sem dispnéia e/ou tosse e/ou espirro
- Pulso anormal: $\leq$ 60 a 50 bpm ou $\geq$ 120 a 140 bpm ou ritmo irregular com sintomatologia
- Saturação baixa (< 95% em ar ambiente)
- Temperatura $\geq$ 38,5°C a 40,9°C
- Dor moderada ou dor de 3 a 7/10 (escala numérica/face/EDV)

CLASSIFICAÇÃO VERDE

- História de vômitos eventuais
- Dor torácica inespecífica
- Tosse seca ou produtiva a mais de 3 semanas – população geral
- Tosse seca ou produtiva de 1 à 2 semanas – População de risco, diabéticos e profissionais de saúde
- Qualquer tosse: População de Rua, HIV, Contato de TB e indígenas
- Tosse produtiva ou seca a menos de 3 semanas
- Temperatura $\geq$ 37,5°C a 38,4°C
- Dor leve ou dor de 1 a 2/10 abaixo de 7 dias (escala numérica/face/EDV)
- Evento recente

NÃO AGUDO

- Dor leve ou dor de 1 a 2/10 acima de 7 dias (escala numérica/face/EDV)
- Evento não recente

17. DOR TRAUMÁTICA E NÃO TRAUMÁTICA NO ADULTO (CIAP – A01)

CLASSIFICAÇÃO VERMELHO
- Alteração do nível de consciência abrupta/repentina
- Dispneia aguda ou respiração alterada;
- Dor precordial (dor intensa em aperto, ou sensação de peso no meio do tórax que pode irradiar para braço esquerdo e/ou pescoço e/ou mandíbula; podendo também associar-se a sudorese e náusea)
- Sinais de choque associada taquicardia ou ritmo irregular, hipotensão, palidez cutânea, pele fria e úmida e/ou perfusão periférica diminuída
- Presença de laceração
- Alteração de FR < 8 ou > 28 rpm
- PA sistólica ≥ 241 mmHg com ou sem *sintomatologia
- PA diastólica ≥ 120 mmHg com ou sem *sintomatologia
- Dor intensa ou dor de 8 a 10/10 (escala numérica/face/EDV)

CLASSIFICAÇÃO AMARELO
- Alteração do nível de consciência súbita ou aguda
- Edema, hematoma e/ou deformidades (rotação ou angulação anormal)
- PA sistólica ≥ 180 mmHg a 240 mmHg com *sintomatologia
- PA diastólica ≥ 100 a 119 mmHg com ou sem *sintomatologia
- Dor moderada ou dor de 3 a 7/10 (escala numérica/face/EDV)

CLASSIFICAÇÃO VERDE
- PA sistólica ≥ 180 mmHg a 240 mmHg sem *sintomatologia
- PA sistólica ≤ 179 mmHg a 118 mmHg com ou sem *sintomatologia
- PA diastólica entre 80 mmHg a 99 mmHg com ou sem *sintomatologia
- Dor leve ou dor de 1 a 2/10 abaixo de 7dias (escala numérica/face/EDV)
- Evento recente

NÃO AGUDO
- Dor leve ou dor de 1 a 2/10 acima de7 dias(escala numérica/face/EDV)
- Evento não recente

* Sintomatologias associadas mais frequentes: sensação de mal estar, ansiedade, agitação, dor de cabeça, dor na nuca, tontura, visão turva, dor no peito, tosse, dispnéia, nausea, vômitos.

18. MORDEDURA E/OU PICADAS DE ANIMAIS SINANTRÓPICOS*, VENENOSOS, PEÇONHENTOS E OUTROS NO ADULTO (CIAP – S12, S13)

CLASSIFICAÇÃO VERMELHO

- Alteração do nível de consciência abrupta/repentina
- Dispneia aguda ou respiração alterada ou dificuldade respiratória que impede de articular frases curtas em uma só expiração
- Sinais de choque associada taquicardia ou ritmo irregular, hipotensão, palidez cutânea, pele fria e úmida e/ou perfusão periférica diminuída
- Presença de estridor
- História de alergia com presença de edema facial e/ou de língua
- Sangramento visível, de grande volume e incontrolável
- Mordedura em face, pescoço, planta do pé e ou polpas digitais
- Lambedura em mucosas ou em pele com lesões
- Ferimento profundo causado por unhas de animais
- Alta potência do veneno causar dano (animais peçonhentos)
- Saturação muito baixa (< 95% em oxigenoterapia ou < 92% em ar ambiente)
- Pulso anormal: < 50 bpm ou ≥ 141 bpm ou ritmo irregular
- Temperatura ≥ 41°C ou <35°C
- Dor intensa ou dor de 8 a 10/10 (escala numérica/face/EDV)

CLASSIFICAÇÃO AMARELO

- Alteração do nível de consciência aguda/súbita
- Historia de alergia importante (Sensibilidade conhecida)
- Presença de lesão limpa com sinais sistêmicos de infecção
- Sangramento visível, de médio a pequeno volume e controlável
- Erupção ou vesícula generalizada
- Lambedura em pele com lesões superficiais
- Arranhadura causada por unhas e/ou dentes de animais
- Menor potência do veneno causar dano
- Prurido generalizado
- Saturação baixa (< 95% em ar ambiente)
- Temperatura ≥ 38,5°C a 40,9°C
- Dor moderada ou dor de 3 a 7/10 (escala numérica/face/EDV)

CLASSIFICAÇÃO VERDE

- Sangramento visível, de menor volume controlável
- Presença de sinais flogísticos
- Prurido e /ou infecção localizada
- Temperatura ≥ 37,5°C a 38,4°C
- Dor leve ou dor de 1 a 2/10 abaixo de 7dias (escala numérica/face/EDV)
- Evento recente

NÃO AGUDO

- Dor leve ou dor de 1 a 2/10 acima de 7 dias (escala numérica/face/EDV)
- Evento não recente

*Animais Sinantrópicos: Aranha, Cobra, Abelha, Carrapato, Lacraia ou centopéia, Morcego, Mosca, Pulga, Vespa, Porco, Rato, Barata, Escorpião, Formiga, Taturana, etc.
Peçonhento: Cobras, etc.
Venenosos: Água viva, etc.

19. PROBLEMA RESPIRATÓRIO NO ADULTO (CIAP – R29)

CLASSIFICAÇÃO VERMELHO

- Alteração do nível de consciência abrupta/repentina
- Letargia e confusão mental
- Exaustão respiratória com dificuldade respiratória que impede de articular frases curtas em uma só expiração
- Dispneia aguda ou respiração alterada
- Sinais de choque associada taquicardia ou ritmo irregular, hipotensão, palidez cutânea, pele fria e úmida e/ou perfusão periférica diminuída
- Presença de estridor
- Hiperpneia e taquipneia
- Hemoptise com pressão arterial acima da basal
- História de asma grave (Episódio recorrente de falta de ar, crise ou episódio recorrente de sibilância, tosse persistente principalmente a noite, acorda por tosse ou falta de ar)
- Dor Pleuritica (Dor localizada no torax que piora com respiração, tosse ou espirro)
- Saturação muito baixa (< 95% em oxigenoterapia ou < 92% em ar ambiente)
- Alteração de FR < 8 ou > 28 rpm
- Pulso anormal: < 50 bpm ou ≥ 141 bpm ou ritmo irregular
- Temperatura ≥ 41°C ou <35°C
- Dor intensa ou dor de 8 a 10/10 (escala numérica/face/EDV)

CLASSIFICAÇÃO AMARELO

- Alteração do nível de consciência aguda/súbita
- Dispneia (fôlego curto, falta de ar súbita ou repentina) ao esforço
- Tosse com dispneia
- Presença de DPOC descompensada
- Observação de hemoptise
- Sibilância audível (chieira)
- Retração de fúrcula
- Ausencia de melhora da dispneia com medicação habitual
- Dor epigástrica associada a nausea, sudorese e sensação de tontura
- Saturação baixa (< 95% em ar ambiente)
- Temperatura ≥ 38,5°C a 40,9°C
- Dor moderada ou dor de 3 a 7/10 (escala numérica/face/EDV)

CLASSIFICAÇÃO VERDE

- História de asma sem melhora com uso de sua medicação habitual
- Tosse produtiva ou seca a menos de 3 semanas
- Tosse seca ou produtiva a mais de 3 semanas – População geral
- Tosse seca ou produtiva de 1 a 2 semanas – População de risco, diabéticos e profissionais de saúde
- Qualquer tosse – População de Rua, HIV, Contato de TB e indígenas
- Temperatura ≥ 37,5°C a 38,4°C
- Dor leve ou dor de 1 a 2/10 abaixo de 7dias (escala numérica/face/EDV)
- Evento recente

NÃO AGUDO

- Evento não recente

20. QUEDA NO ADULTO (CIAP – A23, A80)

CLASSIFICAÇÃO VERMELHO

- Alteração do nível de consciência abrupta/repentina
- Alteração/déficit neurológico abrupto/repentino (Perda de função neurológica: alteração ou perda de sensibilidade, fraqueza de membros transitória ou permanente, retenção urinária ou alteração da função intestinal)
- Dispneia aguda ou respiração alterada;
- Sinais de choque associada taquicardia ou ritmo irregular, hipotensão, palidez cutânea, pele fria e úmida e/ou perfusão periférica diminuída
- Sangramento visível, de grande volume e incontrolável
- Fratura exposta e /ou mecanismo de trauma significativo
- Queda por convulsão
- Glicemia capilar < 55 mg/dl ou > 200 mg/dl com cetose
- Alteração de FR < 8 ou > 28 rpm
- Pulso anormal: < 50 bpm ou ≥ 141 bpm ou ritmo irregular
- PA sistólica ≥ 241 mmHg com ou sem *sintomatologia
- PA diastólica ≥ 120 mmHg com ou sem *sintomatologia
- Temperatura ≥ 41°C ou ≤35°C
- Dor intensa ou dor de 8 a 10/10 (escala numérica/face/EDV)

CLASSIFICAÇÃO AMARELO

- Alteração do nível de consciência aguda/súbita
- História de inconsciência ou alteração/déficit neurológico agudo
- Dispneia (fôlego curto, falta de ar súbita) ao esforço
- Sangramento visível, de médio a pequeno volume e controlável
- Queda associada ao uso de medicação
- Queda após tontura/vertigem
- Edema e deformidades (rotação ou angulação anormal)
- Sinais e sintomas não relacionados a queixa com suspeita de abuso e maus tratos
- Glicemia capilar ≥ 300 mg/dl sem sintomatologia
- Temperatura ≥ 38,5°C a 40,9°C
- Dor moderada ou dor de 3 a 7/10 (escala numérica/face/EDV)

CLASSIFICAÇÃO VERDE

- Histórico de inconsciência recente
- Presença de sinais de inflamação e/ou presença de sinais flogísticos
- Lacerações que requerem investigação
- Escoriações e ferimentos
- Temperatura ≥ 37,5°C a 38,4°C
- Dor leve ou dor de 1 a 2/10 abaixo de 7 dias (escala numérica/face/EDV)
- Evento recente

NÃO AGUDO

- Dor leve ou dor de 1 a 2/10 acima de 7 dias (escala numérica/face/EDV)
- Evento não recente

21. QUEIMADURA E/OU EXPOSIÇÃO A AGENTE QUÍMICO NO ADULTO (CIAP – S14)

CLASSIFICAÇÃO VERMELHO

- Alteração do nível de consciência abrupta/repentina
- Sinais de choque associada taquicardia ou ritmo irregular, hipotensão,palidez cutânea, pele fria e úmida e/ou perfusão periférica diminuída
- Presença de estridor ou dispneia aguda ou respiração alterada
- Sinais de desidratação grave com história de queimadura
- Queimaduras de terceiro grau/Total em qualquer área ou idade
- Qualquer queimadura de segundo grau/Parcial envolvendo: mão, pé, face, axila ou grande articulação em qualquer idade
- Queimaduras de segundo grau/Parcial com área corporal atingida maior do que 20% em maiores de 12 anos
- Queimaduras por corrente elétrica
- Vítima de queimaduras de qualquer extensão que tenha associada a esta queimadura uma ou mais das seguintes situações: lesão inalatória, convulsão, edema facial e língua, politrauma, fratura óssea em qualquer localização, choque de qualquer origem e/ou referência de insuficiência renal, cardíaca, hepática, diabetes e HAS de base
- Lesão ocular após contato químico
- Lesão por inalação após confinamento em espaço com fumaça ou aspiração de fumaça ou exposição a produtos quimicos
- Alteração de FR < 8 ou > 28 rpm
- Saturação muito baixa (< 95% em oxigenoterapia ou < 92% em ar ambiente)
- Temperatura ≥ 41ºC ou temperatura < 35ºC
- Dor intensa ou dor de 8 a 10/10 (escala numérica/face/EDV)

CLASSIFICAÇÃO AMARELO

- Alteração do nível de consciência aguda/súbita
- Queimaduras de segundo grau/Parcial com área corporal atingida entre 10% a 20% em maiores de 12 anos
- Presença de sinais de infecção disseminada
- Saturação baixa (< 95% em ar ambiente)
- Temperatura ≥ 38,5°C a 40,9°C
- Dor moderada ou dor de 3 a 7/10 (escala numérica/face/EDV)

CLASSIFICAÇÃO VERDE

- Queimaduras primeiro grau/Superficial em qualquer extensão, em qualquer idade
- Presença de sinais flogísticos ou infecção localizada
- Temperatura ≥ 37,5°C a 38,4°C
- Dor leve ou dor de 1 a 2/10 abaixo de 7 dias (escala numérica/face/EDV)
- Evento recente

NÃO AGUDO

- Dor leve ou dor de 1 a 2/10 acima de 7 dias (escala numérica/face/EDV)
- Evento não recente

CLASSIFICAÇÃO DAS QUEIMADURAS DE ACORDO COM A PROFUNDIDADE		
Grau	Profundidade	Sinais
Superficial ou 1º Grau	Lesões apenas da epiderme	Hiperemia ou vermelhidão
Parcial ou 2º Grau	Lesões na derme	Hiperemia + Flictenas
Total ou 3º Grau	Destruição de todas as camadas da pele, atingindo tecidos adjacentes e profundos.	Pele dura e nacarada

Fonte: Caderno 28 – Acolhimento a Demanda Espontânea – Volume II. Brasília 2012 página 158.

Em A, regra dos nove (para adultos); em B, Tabela de Lund-Browder (para crianças), a fim de estimar a extensão das queimaduras.

Redesenhado de Artz CP, Moncrief JA. *The treatment of burns.* 2. Ed. Philadelphia: WB Saunders Company, 1969.

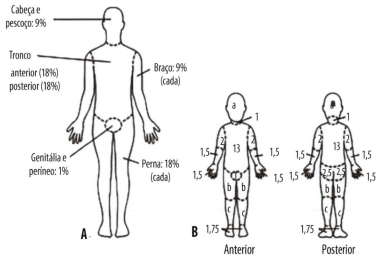

Porcentagem relativa da área de superfície corporal (% ASC) afetada pelo crescimento

Parte do corpo	IDADE				
	0 ano	1 ano	5 anos	10 anos	15 anos
a = 1/2 da cabeça	9 1/2	8 1/2	6 1/2	5 1/2	4 1/2
b = 1/2 de 1 coxa	2 3/4	3 1/4	4	4 1/4	4 1/2
c = 1/2 de 1 perna	2 1/2	2 1/2	2 3/4	3	3 1/4

Fonte: Caderno 28 – Acolhimento a Demanda Espontânea – Volume II. Brasília 2012 página 158.

22. REAÇÃO ALÉRGICA NO ADULTO (CIAP – A29, A92)

CLASSIFICAÇÃO VERMELHO

- Alteração do nível de consciência abrupta/repentina
- Dificuldade respiratória que impede de articular frases curtas em uma só expiração
- Sinais de choque associada taquicardia ou ritmo irregular, hipotensão, palidez cutânea, pele fria e úmida e/ou perfusão periférica diminuída
- Apresenta edema facial e/ou de língua
- História de alergia importante (Sensibilidade conhecida com reação grave)
- Pulso anormal: < 50 bpm ou ≥ 141 bpm ou ritmo irregular
- Alteração de FR < 8 ou > 28 rpm
- Saturação muito baixa (< 95% em oxigenoterapia ou < 92% em ar ambiente)
- Dor intensa ou dor de 8 a 10/10 (escala numérica/face/EDV)

CLASSIFICAÇÃO AMARELO

- Erupção ou vesículas generalizadas (cobrindo mais que 10% da superfície corporal)
- Prurido generalizado
- Saturação baixa (< 95% em ar ambiente)
- Dor moderada ou dor de 3 a 7/10 (escala numérica/face/EDV)

CLASSIFICAÇÃO VERDE

- Presença de sinais flogísticos localizado
- Prurido generalizado e /ou intenso
- Presença de exantema com ou sem petéquias
- Dor leve ou dor de 1 a 2/10 abaixo de 7 dias (escala numérica/face/EDV)
- Evento recente

NÃO AGUDO

- Dor leve ou dor de 1 a 2/10 acima de 7 dias (escala numérica/face/EDV)
- Evento não recente

23. REBAIXAMENTO DO NÍVEL DE CONSCIÊNCIA E/OU DÉFICIT NEUROLÓGICO NO ADULTO (CIAP – N29)

CLASSIFICAÇÃO VERMELHO
- Alteração do nível de consciência abrupta/repentina
- Escala de Coma de Glasgow ≤11
- Alteração/déficit neurológico abrupto/repentino (Perda de função neurológica: alteração ou perda de sensibilidade, fraqueza de membros transitória ou permanente, retenção urinária ou alteração da função intestinal)
- Dispneia aguda ou respiração alterada;
- Sinais de choque associada taquicardia ou ritmo irregular, hipotensão, palidez cutânea, pele fria e úmida e/ou perfusão periférica diminuída
- Glicemia capilar < 55 mg/dl ou > 200 mg/dl com cetose
- Alteração de FR < 8 ou > 28 rpm
- Temperatura ≥ 41ºC ou Temperatura < 35ºC
- Dor intensa ou dor de 8 a 10/10 (escala numérica/face/EDV)

CLASSIFICAÇÃO AMARELO
- História de inconsciência ou alteração/déficit neurológico agudo
- Escala de Coma de Glasgow ≥ 12 a 14
- Sinais e sintomas não relacionados à queixa com suspeita de abuso e maus tratos
- Glicemia capilar ≥ 300 mg/dl sem sintomatologia
- Temperatura ≥ 38,5° C a 40,9° C
- Dor moderada ou dor de 3 a 7/10(escala numérica/face/EDV)

CLASSIFICAÇÃO VERDE
- História de inconsciência ou alteração/déficit neurológico recente
- Escala de Coma de Glasgow igual 15 (normal)
- Temperatura ≥ 37,5°C a 38,4°C
- Dor leve ou dor de 1 a 2/10 abaixo de 7 dias (escala numérica/face/EDV)
- Evento recente

NÃO AGUDO
- História de inconsciência ou alteração/déficit neurológico não recente
- Dor leve ou dor de 1 a 2/10 acima de 7 dias (escala numérica/face/EDV)
- Evento não recente

24. SINTOMAS GRIPAIS/DOR DE GARGANTA NO ADULTO (CIAP – R04, R21, R29)

CLASSIFICAÇÃO VERMELHO
- Dificuldade respiratória que impede de articular frases curtas em uma só expiração
- Dispneia aguda ou respiração alterada;
- Alteração de FR < 8 ou > 28 rpm
- Saturação muito baixa (< 95% em oxigenoterapia ou < 92% em ar ambiente)
- Temperatura ≥ 41ºC
- Dor intensa ou dor de 8 a 10/10 (escala numérica/face/EDV)

CLASSIFICAÇÃO AMARELO
- Dispneia (fôlego curto, falta de ar súbita) ao esforço
- Tosse com dispneia significativa ou exaustão respiratória
- Sibilância audível
- Sinais de piora do estado clinico associada a persistencia ou agravamento da febre por mais de 3 dias, alteração sensória e/ou disfunção grave)
- Vermelhidão ocular, sensação de ardência, sensação de corpo estranho, lacrimejamento excessivo, prurido e/ou presença de secreção amarelada
- Saturação baixa (< 95% em ar ambiente)
- Temperatura ≥ 38,5° C a 40,9° C
- Dor moderada ou dor de 3 a 7/10 (escala numérica/face/EDV)

CLASSIFICAÇÃO VERDE
- História de viagem recente (Exposição conhecida à patogeno de alto risco ou viagem para região de prevalencia conhecida da doença infecciosa)
- Tosse seca ou produtiva a mais de 3 semanas – população geral
- Tosse seca ou produtiva de 1 à 2 semanas – População de risco, diabéticos e profissionais de saúde
- Qualquer tosse -População de Rua, HIV, Contato de TB e indígenas
- Tosse produtiva ou seca a menos de 3 semanas
- Vermelhidão ocular leve, sensação de ardência, sensação de corpo estranho, lacrimejamento, prurido sem presença de secreção amarelada
- Coriza isolada
- Rouquidão da voz ou afonia
- História de crise de asma (dispneia, tosse e sibilância) recente
- Temperatura ≥ 37,5° C a 38,4° C
- Dor leve ou dor de 1 a 2/10 abaixo de 7 dias (escala numérica/face/EDV)
- Evento recente

NÃO AGUDO
- História de crise de asma (dispneia, tosse e sibilância) não recente
- História de viagem não recente para locais com epidemias de gripe
- Dor leve ou dor de 1 a 2/10 acima de 7 dias (escala numérica/face/EDV)
- Evento não recente

25. SITUAÇÕES ESPECIAIS/SUSPEITA/VITIMA DE VIOLÊNCIA NO ADULTO (CIAP – Z25, Z29)

CLASSIFICAÇÃO VERMELHO

- Suspeita/vítimas de abuso sexual *
- Suspeita /auto Infligida*
- Pacientes escoltados*
- Policial militar/bombeiro*

CLASSIFICAÇÃO AMARELO

- Imunossupressão conhecida*
- Acidente com material biológico
- Usuários impossibilitados de deambular (acamados)
- Comportamento conturbador que afeta o bom andamento do serviço*
- Suspeita de doenças infecto contagiosa*
- Vitima de violência física e/ou psicológica e /ou negligenciada

*Seguir fluxo de priorização de atendimento da UBS

26. TRAUMA ABDOMINAL NO ADULTO (CIAP – D80)

CLASSIFICAÇÃO VERMELHO

- Alteração do nível de consciência abrupta/repentina
- Dispneia aguda ou respiração alterada;
- Sinais de choque associada taquicardia ou ritmo irregular, hipotensão, palidez cutânea, pele fria e úmida e/ou perfusão periférica diminuída
- Sangramento visível, de grande volume e incontrolável
- Integridade tissular prejudicada com exposição visceral com ou sem sangramento
- Ferimento por arma de fogo ou arma branca
- Hematêmese
- Alteração de FR < 8 ou > 28 rpm
- Glicemia capilar < 55 mg/dl ou > 200 mg/dl com cetose
- Pulso anormal: < 50 bpm ou ≥ 141 bpm ou ritmo irregular
- Dor intensa ou dor de 8 a 10/10 (escala numérica/face/EDV)

CLASSIFICAÇÃO AMARELO

- História de inconsciência ou alteração/déficit neurológico agudo
- Sangramento visível, de menor volume e incontrolável
- Distensão abdominal
- Episódios de vômitos subito
- Dor moderada ou dor de 3 a 7/10 (escala numérica/face/EDV)

CLASSIFICAÇÃO VERDE

- História de inconsciência ou alteração/déficit neurológico recente
- Sangramento visível, de menor volume controlável
- Presença de sinais flogísticos e/ou hematoma recente
- Dor leve ou dor de 1 a 2/10 abaixo de 7 dias (escala numérica/face/EDV)
- Evento recente

NÃO AGUDO

- História de inconsciência ou alteração/déficit neurológico não recente
- Dor leve ou dor de 1 a 2/10 acima de 7 dias (escala numérica/face/EDV)
- Evento não recente

27. TRAUMA CRANIOENCEFÁLICO NO ADULTO (CIAP – A80, N80)

CLASSIFICAÇÃO VERMELHO

- Alteração do nível de consciência abrupta/repentina
- Escala de Coma de Glasgow ≤11
- Alteração/déficit neurológico abrupto/repentino (Perda de função neurológica: alteração ou perda de sensibilidade, fraqueza de membros transitória ou permanente, retenção urinária ou alteração da função intestinal)
- Dispneia aguda ou respiração alterada
- Sinais de choque associada taquicardia ou ritmo irregular, hipotensão, palidez cutânea, pele fria e úmida e/ou perfusão periférica diminuída
- Sangramento visível, de grande volume e incontrolável
- Convulsivando
- Presença de equimose periorbitrária ("olhos de guaxinim") e/ou rinorragia e/ou otorragia
- História de queda da própria altura
- Integridade tissular prejudicada com exposição óssea com ou sem sangramento
- Ferimento por arma de fogo ou arma branca
- Sinais de fratura de crânio ou afundamento
- Alteração de FR < 8 ou > 28 rpm
- Glicemia capilar < 55 mg/dl ou > 200 mg/dl com cetose
- Dor intensa ou dor de 8 a 10/10 (escala numérica/face/EDV)

CLASSIFICAÇÃO AMARELO

- História de inconsciência ou alteração/déficit neurológico agudo
- Escala de Coma de Glasgow ≥12 a 14
- Sangramento visível de menor volume e controlável
- Episódios de vômitos persistentes ou contínuos
- Historia de convulsão aguda
- Edema e deformidade
- História discordante
- Dor moderada ou dor de 3 a 7/10 (escala numérica/face/EDV)

CLASSIFICAÇÃO VERDE

- História de inconsciência ou alteração/déficit neurológico recente
- Escala de Coma de Glasgow igual 15 (normal)
- Hematoma de couro cabeludo
- Lacerações que requerem investigação
- Escoriações e ferimentos
- Episódios de vômitos eventuais
- Dor leve ou dor de 1 a 2/10 abaixo de 7 dias (escala numérica/face/EDV)
- Evento recente

NÃO AGUDO

- História de inconsciência ou alteração/déficit neurológico não recente
- Dor leve ou dor de 1 a 2/10 acima de 7 dias (escala numérica/face/EDV)
- Evento não recente

28. TRAUMAS DIVERSOS NO ADULTO (CIAP – A80)

CLASSIFICAÇÃO VERMELHO

- Alteração do nível de consciência abrupta/repentina
- Escala de Coma de Glasgow ≤11
- Alteração/déficit neurológico abrupto/repentino (perda de função neurológica: alteração ou perda de sensibilidade, fraqueza de membros transitória ou permanente, retenção urinária ou alteração da função intestinal)
- Dispneia aguda ou respiração alterada
- Sinais de choque associada taquicardia ou ritmo irregular, hipotensão, palidez cutânea, pele fria e úmida e/ou perfusão periférica diminuída
- Sangramento visível, de grande volume e incontrolável
- Sinais de Fratura (dor, edema associado a limitação de movimento)
- Alteração de FR < 8 ou > 28 rpm
- Dor intensa ou dor de 8 a 10/10 (escala numérica/face/EDV)

CLASSIFICAÇÃO AMARELO

- História de inconsciência ou alteração/déficit neurológico agudo
- Escala de Coma de Glasgow ≥12 a 14
- Sangramento visível, de médio a pequeno volume e controlável
- Edema, hematoma e deformidades (rotação ou angulação anormal)
- Dor moderada ou dor de 3 a 7/10 (escala numérica/face/EDV)

CLASSIFICAÇÃO VERDE

- História de inconsciência ou alteração/déficit neurológico recente
- Escala de Coma de Glasgow igual 15 (normal)
- Presença de sinais flogísticos e hematomas
- Lacerações que requerem investigação
- Escoriações e ferimentos
- Dor leve ou dor de 1 a 2/10 abaixo de 7dias (escala numérica/face/EDV)
- Evento recente

NÃO AGUDO

- Dor leve ou dor de 1 a 2/10 acima de 7 dias (escala numérica/face/EDV)
- Evento não recente

29. SUSPEITA DE ARBOVIROSES NO ADULTO*
(CIAP – S12, A99)

CLASSIFICAÇÃO VERMELHO

- Febre por até 7 dias com sinais de choque (PA convergente menor que 20mmHg, pulso ≥ 141 bpm ou ritmo irregular, pressão arterial < 90x60 mmHg, palidez cutânea, pele fria e úmida e/ou perfusão periférica diminuída)
- Hemorragia exsanguinante: hematêmese e/ou melena
- Rebaixamento do nível de consciência e/ou confusão mental
- Sinais de desidratação grave (1 ou mais sinais): pulso débil, sonolência, irritabilidade letargia, prostração, hipotonia, olhos muito encovados, lágrimas ausentes, boca e língua muito seca, sinal da prega positivo (a pele volta ao estado anterior muito lentamente – mais de 2 segundos)
- Desconforto respiratório
- Dor abdominal intensa e contínua
- Icterícia acentuada
- Sinais de insuficiência renal aguda: anúria, edema importante
- Dor intensa ou dor de 8 a 10/10 (escala numérica/face/EDV)

CLASSIFICAÇÃO AMARELO

- Febre por até 7 dias com sintomatologia (cefaléia, dor retrorbitrária, exantema, prostração, mialgia e artralgia) – Dengue
- Exantema máculo-papular pruriginoso com 2 ou mais sinais e/ou sintomas: febre, hiperemia conjuntival sem secreção e prurido, poliartralgia e/ou edema periarticular – Zika
- Gestantes com exantema
- Sangramento de mucosas
- Sinais de desidratação (1 ou mais sinais): inquietação, irritação, olhos encovados, lágrimas ausentes, boca e língua seca, sinal de prega positivo (a pele volta ao estado anterior lentamente)
- Oligúria
- Hipotermia
- Petéquias espontâneas ou induzidas
- Vômitos persistentes
- Hipotensão postural e/ou lipotímia
- Dor moderada ou dor de 3 a 7/10 (escala numérica/face/EDV)

CLASSIFICAÇÃO VERDE

- Dor leve ou dor de 0 a 2/10 abaixo de 7dias (escala numérica/face/EDV)
- História de viagem recente (exposição conhecida à patógeno de alto risco ou viagem para região de prevalência conhecida da doença infecciosa)
- Evento recente

*Dengue, Zika, Chikungunya, Febre Amarela.

SINAIS E SINTOMAS DE RECONHECIMENTO

Sinais/Sintomas	Dengue	Zika	Chikungunya	Febre Amarela
Febre (duração)	Acima de 38°C (4 a 7 dias)	Sem febre ou subfebril 38°C (1 a 2 dias subfebril)	Febre alta > 38°C (2-3 dias)	Febre alta podendo chegar 40°C (inicio súbito até 7 dias)
Manchas na pele (frequência)	A partir do 4º dia (30-50% dos casos)	Surge no 1º ou 2º dia (90-100% dos casos)	Surge no 2º ou 5º dia (50% dos casos)	Ausente
Dor nos músculos (frequência)	+++/+++	++/+++	+/+++	++/+++
Dor na articulação (frequência)	+/+++	++/+++	+++/+++	+/+++
Intensidade da dor articular	Leve	Leve/Moderada	Moderada/ Intensa	Ausente
Edema da articulação	Raro	Frequente e leve intensidade	Frequente e de moderada a intensa intensidade	Ausente
Conjuntivite	Raro	50-90% dos casos	30% dos casos	Olhos amarelos Pode haver uma conjuntivite leve
Dor de cabeça (frequência e intensidade)	+++	++	++	+++
Coceira	Leve	Moderada/intensa	Leve	Ausente
Hipertrofia Ganglionar (frequência)	Leve	Intensa	Moderada	Ausente
Discrasia hemorrágica (frequência)	Moderada	Ausente	Leve	Ausente
Acometimento neurológico	Raro	Mais frequente que dengue e chikungunya	Raro (predominante e neonatais)	Nas formas mais graves
Nauseas e vômitos	Raro	Raro	Raro	Presente (duram em média 3 dias)

CAPÍTULO 6

Critérios de Avaliação Geral da Criança

A faixa etária considerada para o atendimento em criança neste Manual é de ***zero a 11 anos, 11 meses e 29 dias*** *conforme indicado pelo Estatuto da Criança e Adolescente (ECA).*

PARÂMETROS DE AVALIAÇÃO NA CRIANÇA

Avaliação do Risco de Vida – Criança

O risco de vida avalia a ausência ou instabilidade dos sinais vitais (SSVV) e deverão ser aplicados em todas as crianças que procurarem a unidade com queixas. Os critérios de avaliação do risco iminente de vida são:

C (*Circulation*)	Palpação do pulso central no máximo até 10 segundos ou com sinais de choque: sudorese, palidez, taquicardia, hipotensão e alteração do estado de consciência.
A (*Airway*)	Usuário não é capaz de manter sua via aérea pérvia, por qualquer obstrução de via aérea ou usuário com estridor* inspiratório ou expiratório ou apneia (ausência de respiração ou de esforço para respirar por 10 segundos).
B (*Breathing*)	Respiração inadequada (usuários que não conseguem respirar muito bem ou manter uma oxigenação adequada, sinais de ventilação inadequada ou exaustão).

Fonte: Adaptado de Mackway-Jones, K., Marsden, J., & Windle, J. Sistema Manchester de Classificação de Risco. Belo Horizonte, Brasil. 2ª edição. 2017.

Avaliação da Hemorragia – Criança

Por se tratar de criança a hemorragia não terá classificação por cores, qualquer tipo de sangramento será classificado com mais alto padrão de prioridade nos algoritmos.

Hemorragia	É um evento mais frequente nos traumas.
Hemorragia exsanguinante	É dita quando a morte ocorrerá rapidamente se ela não for estancada.
Hemorragia maior incontrolável	Sangramento se mantém abundante apesar da compressão local direta ou sustentada, ou aquele que rapidamente encharca grandes curativos.
Hemorragia menor incontrolável	Sangramento discreto ou se mantiver escorrendo após compressão local.

Fonte: Adaptado de Mackway-Jones, K., Marsden, J., & Windle, J. Sistema Manchester de Classificação de Risco. Belo Horizonte, Brasil. 2ª edição. 2017.

Avaliação do Nível de Consciência – Criança

Considerando que o conceito de nível de consciência "é o grau de alerta comportamental que o indivíduo apresenta" e que este é um bom indicador para possibilidade de eventos graves e menos graves, principalmente na classificação dos traumatismos cranioencefálicos, este Manual institui a Escala de Coma Glasgow Modificada para Crianças e Lactentes.

Resposta	Criança	Lactente	Valor Codificado
Abertura dos Olhos	• Espontânea • Ao comando verbal • Ao estímulo doloroso • Ausente	• Espontânea • Ao comando verbal • Ao estímulo doloroso • Ausente	4 3 2 1
Melhor Resposta Verbal	• Orientada, adequada • Confusa • Palavras inadequadas • Palavras incompreensíveis • Ausente	• Resmunga e Balbucia • Irritável, chora • Chora em resposta à dor • Geme em resposta à dor • Ausente	5 4 3 2 1
Melhor Resposta Motora	• Obedece ao comando • Localiza o estímulo • Reage ao estímulo, mas não localiza • Movimento de decorticação • Movimento de descerebração • Ausente	• Movimenta-se espontaneamente e com objetos • Reflexo de retirada em resposta ao toque • Reflexo de retirada em resposta à dor • Atitude de decorticação (flexão anormal) em resposta à dor • Atitude de descerebração (extensão anormal) em resposta à dor • Ausente	6 5 4 3 2 1

Fonte: Adaptado de PALS, 2008.

Resultado	Interpretação
15	Normalidade
11	Coma superficial
7	Coma intermediário
4	Coma profundo
3	Coma profundo – estado vegetativo

Fonte: Escala de Coma adaptada. Teasdale G., Jennett, B. Assessment of coma and impaired consciousness. A practical scale. Lancet 1974,2:81-84

Avaliação do Agravamento Clínico – Criança

O agravamento do estado clínico é o início e evolução da situação/queixa. Tem importância na avaliação de classificação de risco, pois os eventos agudos e abruptos são normalmente indicativos de emergência/urgência. Este Manual estabelece este conceito como um dos critérios de estratificação dos eventos graves e de menor gravidade, seguindo o quadro seguinte.

Início da Queixa	Agravamento	
Repentino/Abrupto	Indica início do evento em segundos/minutos	Minutos/Segundos
Súbito	Indica início em menos ou igual há 12 horas	≤ 12 horas
Agudo	Indica período de tempo entre 12 e 24 horas	≤ 24 horas
Recentes	Sinais e sintomas que surgiram nos últimos 7 dias	< 7 dias
Não recentes	Sinais e sintomas que surgiram acima de 7 dias	≥ 7 dias

Fonte: Adaptado de Mackway-Jones, K., Marsden, J., & Windle, J. Sistema Manchester de Classificação de Risco. Belo Horizonte, Brasil. 2ª edição. 2017.

Avaliação dos Sinais Vitais – Criança

Os sinais vitais fornecem informações relevantes sobre o estado físico e emocional dos usuários, sendo importante conhecer os parâmetros normais estabelecidos e suas relações instrínsecas com sinais e sintomas de eventos graves e os de menor gravidade. Este Manual relaciona os sinais vitais indispensáveis para avaliação da criança nos algoritmos estabelecidos.

Temperatura – Criança

Temperatura Valores normais	Neonato (≤ 28dias)	Bebê (≤12 meses)	Criança (≥ 12 meses)
Hipotermia	< 35ºC	< 35ºC	< 35ºC
Muito quente	-	-	≥ 41ºC
Quente	≥ 38,5ºC	≥ 38,5ºC	38,5ºC – 40,9ºC
Febril	37,5ºC – 38,4ºC	37,5ºC – 38,4ºC	37,5ºC – 38,4ºC

Fonte: Adaptado de Mackway-Jones, K., Marsden, J., & Windle, J. Sistema Manchester de Classificação de Risco. Belo Horizonte, Brasil. 2ª edição. 2017.

Frequência Respiratória – Criança

Idade	Referência para evidência de bradipneia/taquipneia
Lactentes (< 1 ano)	< 30 ins/min/> 60 ins/min
Crianças pequenas (1 a 3 anos)	< 24 ins/min/> 40 ins/min
Pré escolares (4 a 5 anos)	< 22 ins/min/> 34 ins/min
Idade escolar (6 a 12 anos)	< 18 ins/min/> 30 ins/min
Adolescentes (13 a 18 anos)	< 12 ins/min/> 16 ins/min

Fonte: Canadian Association of Emergency Physicians Canadian paediatric triage and acuity scale: Implementation guidelines for emergency departments. Can. J. Emerg. Med. 2001;3:4.

Frequência Cardíaca – Criança

Padrões	Valores de bradicardia ou taquicardia (referência por idade/acordado)
RN até 3 meses	< 85 bpm – bradicardia ou > 205 bpm taquicardia
3 meses a 2 anos de idade	< 100 bpm – bradicardia ou > 190 bpm taquicardia
2 anos a 10 anos de idade	< 60 bpm – bradicardia ou > 140 bpm taquicardia
Acima de 10 anos	< 60 bpm – bradicardia ou > 100 bpm taquicardia

Fonte: Carlotti A.P.C.P. Choque em Crianças. Medicina (Ribeirão Preto): 2012;45(2):197-207.

Pressão Arterial por Idade – Criança

Idade	Pressão Sistólica (mm Hg)		Pressão Diastólica (mm Hg)	
Neonato (4 dias)	67 – 83	68 – 84	37 – 53	35 – 53
Bebê (1 mês)	73 – 91	74 – 94	36 – 56	37 – 55
Bebê (3 meses)	78 -100	81 – 103	44 – 64	45 – 65
Bebê (6 meses)	82- 102	87 – 105	46 – 66	48 – 68
Bebê (1 ano)	86- 104	85 – 103	40 – 58	37 – 56
Criança (2 anos)	88- 105	88 – 106	45 – 63	42 – 61
Criança (7 anos)	96- 113	97 – 115	57 – 75	57 – 76

Fonte:American Heart Association – American Academy os Pediatrics, 2012

Avaliação do nível de dor – Criança

A dor é considerada uma experiência subjetiva, que deve ser avaliada e descrita como o quinto sinal vital. Trata-se de uma manifestação subjetiva, que envolve mecanismos físicos, psíquicos e culturais.

A experiência dolorosa é um evento amplo não resumido apenas na avaliação da intensidade, mas, as características da dor, início, local, irradiação, periodicidade, tipo de dor, duração e fatores desencadeantes, também devem ser avaliados e considerados.

Para avaliação da intensidade da dor na Criança foram instituídos quatro escalas validadas e de fácil manejo, que podem ser aplicadas de acordo com a idade; elas devem ser escolhidas no momento da avaliação e consequentemente durante a classificação. São elas: Escala Visual Analógica (EVA), Escala de Faces, Scale *Face, Legs, Activity, Cry, Consolability* (FLACC) e Escala Descritiva Verbal (EDV).

Escala visual analógica (para crianças a partir de 6 anos)

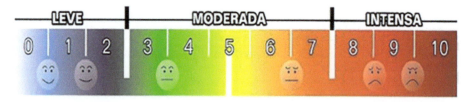

Fonte: Fonte: Brasil. Ministério da Saúde. Secretaria de Vigilância em Saúde. Secretaria de Atenção Básica. Chikungunya: Manejo Clínico. Brasília: 2017

Classificação da dor por faces (para criança entre 4 a 6 anos):

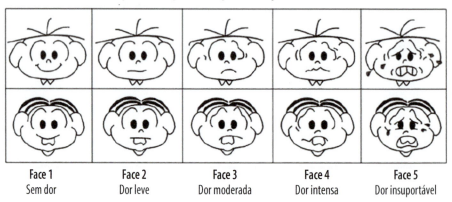

CLARO, M.T. Escala de faces para avaliação da dor em crianças: etapa preliminar. Ribeirão Preto, 1993. p. 1-50. Dissertação (Mestrado)- Escola de Enfermagem de Ribeirão Preto, USP.

Classificação da dor para menores de 4 anos ou crianças com incapacidade de verbalizar (FLACC)

	0	1	2
Face	Nenhuma expressão particular ou sorriso.	Caretas ou sobrancelhas franzidas de vez em quando, introversão, desinteresse.	Tremor frequente do queixo, mandíbulas cerradas
Pernas	Posição normal ou relaxadas	Inquietas, agitadas, tensas	Chutando ou esticadas
Atividade	Quieta, na posição normal, movendo-se facilmente	Contorcendo-se, movendo-se para frente e para trás, tensa	Curvado, rígido ou com movimentos bruscos
Choro	Sem choro (acordada ou dormindo)	Gemidos ou choramingos; queixas ocasionais.	Choro persistente, gritos ou soluços; queixas frequentes.
Consolabilidade	Satisfeito, relaxado	Tranquilizado por toques, abraços ou conversas ocasionais; pode ser distraída	Difícil de consolar ou confortar
0-2 Dor LEVE	**3-7 Dor MODERADA**		**8-10 Dor INTENSA**

Fonte: Merkel SI, Yopel-Lewis T, Shayevitz J, Malvi S. The FLACC: A behavioral scale for scoring postoperative pain in young children. Pediatric Nurse.1997; 23(3): 293-7. Batalha LMC, Reis GMR, Costa LPS, Carvalho MDR, Miguens APM. Adaptação cultural e validação da reprodutibilidade da versão Portuguesa da escala de dor Face, Legs, Activity, Cry, Consolability (FLACC) em crianças. Referência 2009:10:7-14.

Escala Descritiva Verbal (EDV)

Nenhuma dor	Responde ou refere nenhuma dor.
Dor intensa	Responde ou refere uma dor insuportável ou dilacerante, geralmente descrita como a maior de todas já vivenciadas. Profissional avalia se a dor: • Interrompe as atividades normais (incapacitante); • Causa dificuldade ou interrompe certas atividades.
Dor moderada	Responde ou refere uma dor intensa, significativa, mas suportável. Profissional avalia: • Pouco impacto nas atividades, faz a maioria das atividades normais.
Dor leve	Responde ou refere uma dor de início há menos de sete dias ou de intensidade inferior a dor moderada. Profissional avalia: • Atividades normais.

Fonte: Adaptado de Mackway-Jones, K., Marsden, J., & Windle, J. Sistema Manchester de Classificação de Risco. Belo Horizonte, Brasil. 2ª edição. 2017.

Itens de Avaliação Complementar – Criança

Glicemia Capilar – Criança

Glicemia (criança)	Valores
Hipoglicemia	< 55 mg/dl
Hiperglicemia	> 300 mg/dl
Hiperglicemia com Cetose	> 200 mg/dl com cetonemia, cetonúria ou sinais de acidose (respiração de Kussmaul – profunda e/ou hálito cetônico)

Fonte: Adaptado de Mackway-Jones, K., Marsden, J., & Windle, J. Sistema Manchester de Classificação de Risco. Belo Horizonte, Brasil. 2ª edição. 2017.

Saturação – Criança

Padrões	Valores
Saturação de Oxigênio baixa	< 95% em ar ambiente
Saturação de Oxigênio muito baixa	< 95% em oxigenoterapia ou < 92 % em ar ambiente

Fonte: Adaptado de Mackway-Jones, K., MArsden, J., & Windle, J. Sistema Manchester de Classificação de Risco. Belo Horizonte,
Brasil. 2ª edição. 2017.

Classificação Pupilar – Criança

Segundo o tamanho	Miótica
	Midriática
Segundo a relação entre elas	Isocórica
	Anisocórica
	Diacórica
Segundo a resposta da luz	Reativa
	Não reativa

Fonte: Bickley, Lynn S. Bates: Propedêutica médica. Rio de Janeiro: Guanabara-Koogan, 2010

ALGORITMO DE CLASSIFICAÇÃO DE RISCO DA CRIANÇA – PRIORIDADE ZERO

A **prioridade zero** são todos os casos onde existe o risco de morte do usuário e que necessitam de atendimento imediato, sendo necessário acionar a equipe de emergência da unidade.

PRIORIDADE ZERO	A presença de QUALQUER um destes sinais em qualquer situação indica atendimento médico imediato
PCR	• Parada respiratória • Parada cardiorrespiratória • Obstrução de vias aéreas ou estridor
TRAUMA MAIOR	• Respiração agônica • Lesão grave de únicos ou múltiplos sistemas • Traumatismo crânio encefálico com escala de Glasgow ≤ 11 • Grande queimado (>26%SCQ) ou acometimento de vias aéreas (síndrome de inalação) • Trauma torácico e/ou abdominal com perfuração, taquidispneia, alteração mental, hipotensão, taquicardia e dor intensa • Lesões múltiplas de membros com desalinhamento
CHOQUE	• Hipotensão (vide Tabela A) • Taquicardia ou Bradicardia (vide Tabela B) • Alteração do estado de consciência
INSUFICIÊNCIA RESPIRATÓRIA	• Sinais de esforço respiratório e frequência respiratória anormal para a idade (vide Tabela C) • Cianose • Letargia e/ou confusão mental • Saturação O2 < 92%
COMA	• Escala de Glasgow ≤11
NEUROLÓGICO	• Alteração/déficit neurológico repentino e/ou abrupto (paresia, plegia, disfagia, afasia, ataxia, paralisia facial)
ALTERAÇÃO DE SSVV EM NEONATOS	• Temperatura < 35°C ou ≥ 37,8°C • Frequência cardíaca acordado < 85 bpm ou > 205 bpm • Frequência cardíaca dormindo < 80 bpm ou > 160 bpm • Frequência respiratória < 40 ins/min ou > 60 ins/min

Tabela A. Definição de hipotensão pelos limites de pressão arterial sistólica (mmHg) de acordo com a idade

Idade	Pressão arterial sistólica (mmHg)
Recém-nascido a termo (0-28 dias)	< 60
Lactentes (1 – 12 meses)	< 70
Crianças 1-10 anos	< 70 + (2x idade em anos)
> 10 anos	< 90

Fonte: Carlotti A.P.C.P. Choque em Crianças. Medicina (Ribeirão Preto): 2012;45(2):197-207.

Tabela B. Valores de frequência cardíaca normal em batimentos por minuto (bpm) de acordo com a idade (média $\pm$ 2 desvios-padrão)

Idade	Frequência cardíaca (bpm) (média + 2 desvios-padrão)
Recém-nascido	140 + 50
1 – 6 meses	130 + 50
6 – 12 meses	115 + 40
1 – 2 anos	110 + 40
2 – 6 anos	105 + 35
6 – 10 anos	95 + 30
> 10 anos	85 + 30

Fonte: Carlotti A.P.C.P. Choque em Crianças. Medicina (Ribeirão Preto): 2012;45(2):197-207.

Tabela C. Sinais de esforço respiratório e frequência respiratória normal para a idade.

Esforço Respiratório	Descrição	Idade	Respiração por Minuto
Batimento das asas do nariz	Alargamento das narinas em cada movimento inspiratório	< 1 ano	30 a 60
Retração torácica subcostal	Retração do abdome, imediatamente abaixo do gradil costal		
Retração torácica subesternal	Retração do abdome, abaixo do esterno	1 a 3 anos	24 a 40
Retração intercostal	Retração entre as costelas		
Retração supraclavicular*	Retração no pescoço, imediatamente acima da clavícula	4 a 5 anos	22 a 34
Retração supraesternal*	Retração no tórax, imediatamente acima do esterno		
Retração esternal*	Retração do esterno em direção à coluna vertebral	6 a 12 anos	18 a 30

Fonte: Fonseca, J. G. Oliveira, A.M.L.S. Ferreira, A.R. Avaliação e Manejo Inicial da Insuficiência Respiratória Aguda na Criança. Rev Med Minas Gerais 2013; 23(2): 196-203.

CAPÍTULO 7

Algoritmos de Classificação de Risco da Criança

Algoritmos	CIAP	Página
1. Abstinência/abuso de álcool e/ou substâncias químicas na criança	A23, P15 ao P29	71
2. Acidente na criança	A80	72
3. Alteração de comportamento na criança	P29	73
4. Alteração de glicemia capilar na criança	T29	74
5. Alteração de ouvido/nariz na criança	H21 ao H29, R08	75
6. Alteração de pele e/ou mucosa na criança	S21, S24 e S29	76
7. Alteração de sinais vitais/mal estar/tontura/vertigem na criança	A05, A29, N17	77
8. Alteração em menores de um ano	A 05, A 16	78
9. Alteração gastrointestinal/dor abdominal na criança	D01, D02, D06, D29	79
10. Alteração ginecológica/mamária na criança	X01 ao X29	80
11. Alterações oculares na criança	F01 ao F29	81
12. Alteração urinária/intestinal/genital na criança	U07, D29, X29	82
13. Crise convulsiva na criança	N07	83
14. Diarreia e/ou vômitos na criança	D10, D11	84
15. Dor de cabeça na criança	N01	85
16. Dor de garganta na criança	R21	86
17. Dor taumática e não traumática na criança	A01	87
18. Intoxicação exógena/envenenamento na criança	T36 ao T50	88
19. Mordedura e/ou picadas de animais sinatrópicos, venenosos e peçonhentos e outros na criança	S12, S13	89
20. Queimadura e/ou exposição à agente químico na criança	S14	90
21. Queixas respiratórias na criança	R29	92
22. Reação alérgica na criança	A29, A92	93
23. Rebaixamento do nível de consciência na criança	A29	94
24. Sintomas gripais na criança	R4, R21, R29	95
25. Situações especiais/suspeita/vítima de violência na criança	Z02, Z29	96
26. Trauma abdominal na criança	D80	97
27. Trauma cranioencefálico na criança	D80	98
28. Suspeita de arboviroses na criança	S 12, A 99	99

Observação: A partir da introdução do Prontuário Eletrônico do Cidadão no Sistema Único de Saúde fez-se necessário a adoção da Classificação Internacional da Atenção Primária (CIAP), desta forma trazemos neste manual como sugestão alguns exemplos que podem ser utilizados do CIAP.

1. ABUSO DE ÁLCOOL E/OU SUBSTÂNCIAS QUIMICAS NA CRIANÇA (CIAP – A23, P15 ao P29)

CLASSIFICAÇÃO VERMELHO

- Alteração do nível de consciência abrupto/repentino: letargia, alucinações, delírios, confusão mental
- Alteração/déficit neurológico abrupto/repentino (Perda de função neurológica: alteração ou perda de sensibilidade, fraqueza de membros transitória ou permanente, retenção urinária ou alteração da função intestinal)
- Alteração pupilar (anisocóricas e/ou não fotorreativas)
- Sinais de choque: taquicardia ou ritmo irregular, hipotensão, palidez cutânea, pele fria e úmida e/ou perfusão periférica diminuída
- Dispneia aguda ou respiração alterada
- Edema de lingua ou lesão por inalação
- Glicemia < 55 mg/dL
- Observação do alto risco de agressão abrupto/repentino aos outros (punhos serrados, discurso com palavra ameaçadoras, agitação psicomotora e inquietude)
- Histórico e/ou observação do alto risco abrupto/repentino de autoagressão
- Pulso alterado: bradicardia ou taquicardia
- História evidenciada: relato de ingestão/inalação há menos de 06 horas com ou sem sintomas
- Sinais de intoxicação* por alcool e/ou outras substâncias
- Saturação muito baixa (< 95% em oxigenoterapia ou < 92% em ar ambiente)
- Dor intensa (EVA/face/EDV ou Escala de FLACC)

CLASSIFICAÇÃO AMARELO

- Alteração do nível de consciência subita ou aguda
- Edema de face associada a nausea e/ou vomito
- Vomitos persistentes e continuos
- História psiquiátrica e/ou do uso de drogas
- História de convulsão súbita ou aguda
- Observação do risco moderado de agressão aos outros e autoagressão (percepção de comportamento ameaçador)
- História evidenciada: relato de ingestão/inalação há mais de 06 horas sem sintomas
- Saturação baixa (< 95% em ar ambiente)
- Dor moderada (EVA/face/EDV ou Escala de FLACC)

CLASSIFICAÇÃO VERDE

- História de inconsciência recente
- Alteração/déficit neurológico recente (Perda de funçâo neurológica:alteração ou perda de sensibilidade, fraqueza de membros transitória ou permanente, retenção urinária ou alteração da função intestinal)
- Sinais aparentes de embriaguez: fala arrastada, hálito alcoólico e sudorese
- Sem observação do risco de agressão aos outros e/ou autoagressão
- História de convulsão recente
- Dor leve (EVA/face/EDV ou Escala de FLACC)
- Evento recente

* Vide quadro sinais de intoxicação e abstinência.

2. ACIDENTE NA CRIANÇA (CIAP – A80)

CLASSIFICAÇÃO VERMELHO

- Alteração do nível de consciência abrupta/repentina
- Escala de Coma de Glasgow ≤ 11 (moderado e grave)
- Déficit neurológico abrupto/repentino
- Criança letárgica ou não reativa
- Dispneia aguda ou respiração alterada
- Historia de convulsão abrupto/repentino
- Sinais de choque associada taquicardia ou ritmo irregular, hipotensão, palidez cutânea, pele fria e úmida e/ou perfusão periférica diminuída
- Sangramento visível de grande, médio e pequeno volume
- Pulso anormal: bradicardia ou taquicardia ou ritmo irregular
- Trauma penetrante
- Suspeita de fraturas ou sinais de fratura (edema, dor associado a limitação de movimento)
- Lacerações que requerem investigação ou com história discordante
- Glicemia menor que 45 mg/dL até 01 ano ou menor que 55 mg/dL acima de 01 ano de idade
- Temperatura < 35°C
- Dor intensa (EVA/face/EDV ou Escala de FLACC)

CLASSIFICAÇÃO AMARELO

- Alteração do nível de consciência súbita ou aguda
- Escala de Coma de Glasgow ≥ 12 a 14 (leve)
- Histórico de inconsciência súbita/aguda
- Presença de Hematoma cefalo-toraco-abdominal
- Edema importante
- História discordante: sinais e sintomas não relacionados a queixa com suspeita de maus tratos
- Dor moderada (EVA/face/EDV ou Escala de FLACC)

CLASSIFICAÇÃO VERDE

- Escala de Coma de Glasgow igual 15 (normal)
- Escoriação e hematoma
- Dor leve (EVA/face/EDV ou Escala de FLACC)
- Evento recente

3. ALTERAÇÃO DE COMPORTAMENTO NA CRIANÇA (CIAP – P29)

CLASSIFICAÇÃO VERMELHO

- Alteração do nível de consciência abrupta/repentina
- Escala de Coma de Glasgow modificada ≤ 11 (moderado e grave)
- Déficit neurológico abrupto/repentino
- Dispneia aguda ou respiração alterada
- Sinais de choque associada taquicardia ou ritmo irregular, hipotensão, palidez cutânea, pele fria e úmida e/ou perfusão periférica diminuída
- Observação de alto risco de agressão aos outros (punhos serrados, discurso com palavras ameaçadoras, agitação psicomotora e inquietude)
- Histórico e/ou observação do alto risco de autoagressão (ativamente tentando se machucar)
- Tentativa de suicídio evidenciada
- Dor intensa (EVA/face/EDV ou Escala de FLACC)

CLASSIFICAÇÃO AMARELO

- Alteração do nível de consciência súbita ou aguda
- Histórico de inconsciência súbita/aguda
- Escala de Coma de Glasgow ≥ 12 a 14 (leve)
- História psiquiátrica e/ou do uso de medicamentos
- Observação do risco moderado de autoagressão ou agressão aos outros (percepção de comportamento ameaçador)
- Comportamento conturbador que afeta o bom andamento do serviço
- Alucinação, desorientação
- História de tentativa de suicídio
- Dor de cabeça e/ou abdominal associado a perda de vontade de brincar, se alimentar, insônia e/ou sonolência
- Tristeza profunda ou humor deprimido (choro facil, insonia, baixa autoestima,ansiedade, apatia, perda de apetite, perda de interesse nas AVD, solidão, angustia e ataque de pânico)
- Dor moderada (EVA/face/EDV ou Escala de FLACC)

CLASSIFICAÇÃO VERDE

- Escala de Coma de Glasgow igual 15 (normal)
- História psiquiátrica e/ou de uso de drogas
- Sem observação do risco de agressão aos outros e/ou autoagressão
- História de pensamento suicída
- Impulsividade e/ou história de insônia
- Dor leve (EVA/face/EDV ou Escala de FLACC)
- Evento recente

4. ALTERAÇÃO DE GLICEMIA CAPILAR NA CRIANÇA (CIAP – T29)

CLASSIFICAÇÃO VERMELHO

- Alteração do nível de consciência abrupta/repentina
- Desidratação grave (febre, nível de consciência alterado e taquipneia)
- Vômitos persistentes
- Sudorese, tontura, sonolência, letargia e/ou fadiga
- Sede intensa, manifestada por irritabilidade e choro contínuo
- Presença de dor abdominal a descompressão brusca
- Temperatura ≥ 38,5°C ou < 35°C
- Glicemia capilar ≤ 55 mg/dl
- Glicemia capilar ≥ 300 mg/dl
- Glicemia capilar ≥ 200 mg/dl com cetose
- Dor intensa (EVA/face/EDV ou Escala de FLACC)

CLASSIFICAÇÃO AMARELO

- Alteração do nível de consciência súbita ou aguda
- Vômitos esporádicos
- Poliúria, polifagia, polidipsia
- Temperatura ≥ 37,5°C a 38,4°C
- Glicemia capilar ≥ 300 mg/dl sem sintomatologia
- Glicemia capilar ≥ 110 mg/d a ≤ 300 mg/dl com sintomatologia
- Glicemia capilar ≥ 55 mg/dl a < 60 mg/dl com sintomatologia
- Dor moderada (EVA/face/EDV ou Escala de FLACC)

CLASSIFICAÇÃO VERDE

- Glicemia capilar ≥ 110 mg/dl a ≤ 300 mg/dl sem sintomatologia
- Glicemia capilar > 60 mg/dl a 69 mg/dl sem sintomatologia
- Temperatura entre ≥ 37,0°C a 37,4°C
- Dor leve (EVA/face/EDV ou Escala de FLACC)
- Evento recente

5. ALTERAÇÃO DE OUVIDO/NARIZ NA CRIANÇA (CIAP – H21 ao H29, R08)

CLASSIFICAÇÃO VERMELHA
- Sangramento ativo pelo nariz e/ou orelha, sem história de trauma cranioencefálico
- Presença de corpo estranho com sangramento
- Tumefação e/ou vermelhidão ao toque retroauricular
- Temperatura ≥ 38,5°C ou < 35°C
- Dor intensa (EVA/face/EDV ou Escala de FLACC)

CLASSIFICAÇÃO AMARELO
- Presença de corpo estranho sem sangramento
- Tontura rotatória (Pressão arterial dentro do valor basal)
- Trauma súbito/agudo na região da orelha e/ou nariz
- Presença de exsudato purulento na orelha e/ou nariz
- Edema e hiperemia local
- Deformidades grosseiras
- Historia discordante
- Temperatura ≥ 37,5°C a 38,4°C
- Dor moderada (EVA/face/EDV ou Escala de FLACC)

CLASSIFICAÇÃO VERDE
- Odor fétido em nariz e /ou orelha
- Trauma recente na região da orelha e/ou nariz
- Hematoma de nariz e/ou orelha (geralmente pós-traumática)
- Zumbido
- Perda da audição recente ("ouvido tampado" ou sensação de pressão no ouvido)
- Congestão nasal
- Presença de cerume local
- Temperatura ≥ 37,0°C a 37,4°C
- Dor leve (escala numérica/face/EDV ou escala de FLACC)
- Evento recente

NÃO AGUDO
- Dor leve ou dor de 0 a 2/10 acima de 7dias (EVA/face/EDV ou Escala de FLACC)
- Evento não recente

6. ALTERAÇÃO DE PELE E/OU MUCOSA NA CRIANÇA (CIAP – S21, S24 e S29)

CLASSIFICAÇÃO VERMELHO
- Miíase com infestação intensa com sintomatologia
- Exantema com petéquias**
- Angioedema ou púrpura associado a temperatura ≥ 38,5°C ou ≤ 35°C
- Temperatura ≥ 38,5°C ou < 35°C
- Dor intensa (EVA/face/EDV ou Escala de FLACC)

CLASSIFICAÇÃO AMARELO
- Presença de lesão limpa com sinais sistêmicos de infecção
- Miíase com infestação intensa sem sintomatologia
- Presença de abcesso com flutuação
- Corpo estranho inespecífico com choro incessante e irritabilidade
- Sinais de celulite
- Lesão cirurgica com sinais de infecção
- Reações hansênicas graves
- Presença de vesiculas pruriginosa
- Temperatura ≥ 37,5°C a 38,4°C
- Dor moderada (EVA/face/EDV ou Escala de FLACC)

CLASSIFICAÇÃO VERDE
- Presença de prurido leve
- Presença de sinais flogísticos e/ou edema
- Presença de lesão limpa com ou sem sinais de infecção localizada
- Presença de abcesso sem flutuação
- Presença de placas esbranquiçadas em mucosas
- Presença de parasitas em pele ou couro cabeludo
- Presença de exantema sem petéquias**
- Presença de verrugas
- Presença de lesão ou área da pele insensível
- Temperatura ≥ 37,0°C a 37,4°C
- Dor leve (EVA/face/EDV ou Escala de FLACC)
- Evento recente

NÃO AGUDO
- História de doença de pele, porém, sem sinais e sintomas no momento
- Evento não recente

** Doenças Exantêmicas: Sarampo, escarlatina, rubeola, eritema infeccioso, etc. deverá ser encaminhado com prioridade no atendimento conforme fluxo da UBS.

7. ALTERAÇÃO DE SINAIS VITAIS / MAL ESTAR / TONTURA / VERTIGEM NA CRIANÇA (CIAP – A05, A29, N17)

CLASSIFICAÇÃO VERMELHO

- Sinais de choque associada taquicardia ou ritmo irregular, hipotensão,palidez cutânea, pele fria e úmida e/ou perfusão periférica diminuída
- Temperatura ≥ 38,5°C ou < 35°C
- Frequência cardíaca:
  - 1 mês até 3 meses (< 85 bpm – bradicardia ou > 205 bpm taquicardia)
  - 3 meses a 2 anos de idade (< 100 bpm – bradicardia ou > 190 bpm taquicardia)
  - 2 anos a 10 anos de idade (< 60 bpm – bradicardia ou > 140 bpm taquicardia)
  - acima de 10 anos (< 60 bpm – bradicardia ou > 100 bpm taquicardia)
- Saturação muito baixa (< 95% em oxigenoterapia ou < 92% em ar ambiente)
- Frequência respiratória:
  - Lactente a < 1 ano (< 30ins/min ou > 60 ins/min)
  - 1 ano a 3 anos (<24ins/min ou > 40 ins/min)
  - 4 anos a 5 anos (<22ins/min ou > 34 ins/min)
  - 6 anos a 12 anos (<18ins/min ou > 30 ins/min)
- Pressão arterial:
  - PAS e/ou PAD alterada (vide quadro)
- Glicemia capilar:
  - Glicemia capilar < 55 mg/dL
  - Glicemia capilar > 300 mg/dL
  - Glicemia capilar > 200 mg/dL com cetose
- Dor intensa (escala numérica/face/EDV ou Escala de FLACC)

CLASSIFICAÇÃO AMARELO

- Pressão Arterial:
  - PAS e/ou PAD alterada (vide quadro)
- Temperatura ≥ 37,5°C a 38,4°C
- Saturação baixa (< 95% em ar ambiente)
- Glicemia Capilar:
  - Glicemia capilar ≥ 300 mg/dl sem sintomatologia
  - Glicemia capilar ≥ 110 mg/d a ≤ 300 mg/dl com sintomatologia
  - Glicemia capilar ≥ 55 mg/dl a < 60 mg/dl com sintomatologia
- Dor moderada (escala numérica/face/EDV ou Escala de FLACC)

CLASSIFICAÇÃO VERDE

- História de tontura/vertigem
- História de febre automedicada
- Pressão arterial:
  - PAS e/ou PAD no valor basal (vide quadro)
- Temperatura ≥ 37,0°C a 37,4°C
- Glicemia capilar:
  - Glicemia capilar ≥ 110 mg/dl a ≤ 300 mg/dl sem sintomatologia
  - Glicemia capilar > 60 mg/dl a 69 mg/dl sem sintomatologia
- Dor leve (escala numérica/face/EDV ou Escala de FLACC)
- Evento recente

8. ALTERAÇÃO EM MENORES DE UM ANO (CIAP – A05, A16)

CLASSIFICAÇÃO VERMELHO

- Alteração do nível de consciência abrupta/repentina
- Dispneia aguda ou respiração alterada
- Sinais de choque associada taquicardia ou ritmo irregular, hipotensão, palidez cutânea, pele fria e úmida e/ou perfusão periférica diminuída
- Sinais de meningismo (rigidez de nuca associada a cefaléia, fotofobia, vômito e púrpura ou erupção cutânea fixa)
- Exantema com petéquias**
- Angioedema ou púrpura associado a temperatura ≥ 38,5°C ou ≤ 35°C
- Saturação muito baixa (< 95% em oxigenoterapia ou < 92% em ar ambiente)
- Temperatura ≥ 38,5°C ou < 35°C
- Dor intensa (escala numérica/face/EDV ou escala de FLACC)

CLASSIFICAÇÃO AMARELO

- Alteração do nível de consciência súbita/aguda
- Incapaz de se alimentar
- Inconsolável
- Choro prolongado ou ininterrupto
- Urina ausente
- Presença de ictericia neonatal
- História discordante
- Saturação baixa (< 95% em ar ambiente)
- Temperatura > 38°C a 38,4°C
- Temperatura >37,5°C a 38,4°C para neonatos (bebê ≤ 28 dias)
- Dor moderada (escala numérica/face/EDV ou escala de FLACC)

CLASSIFICAÇÃO VERDE

- Comportamento atipico
- Temperatura ≥ 37,5°C a 38°C
- Dor leve (escala numérica/face/EDV ou escala de FLACC)
- Evento recente

**Doenças exantêmicas:* sarampo, escarlatina, rubéola, eritema infeccioso, etc., deverá ser encaminhado com prioridade no atendimento conforme fluxo da UBS.

9. ALTERAÇÃO GASTROINTESTINAL / DOR ABDOMINAL NA CRIANÇA (D01,D02, D06, D29)

CLASSIFICAÇÃO VERMELHO

- Alteração do nível de consciência abrupta/repentina
- Dispneia aguda ou respiração alterada
- Sinais de choque associada taquicardia ou ritmo irregular, hipotensão, palidez cutânea, pele fria e úmida e/ou perfusão periférica diminuída
- História ou presença de hematêmese
- Vômitos em jatos
- Evacuações e vômitos > 03 episódios em 1 hora ou mais com sinais de desidratação grave: letargia, prostração, hipotonia, olhos muito fundos/encovados; lagrimas ausentes, boca e língua muito seca, fontanela afundada, sinal da prega positivo (a pele volta ao estado anterior muito lentamente – mais de 2 segundos), pulso débil (enchimento capilar – mais de 5 segundos)
- Presença de dor abdominal a descompressão brusca
- Temperatura ≥ 38,5°C ou < 35°C
- Dor intensa (EVA/face/EDV ou Escala de FLACC)

CLASSIFICAÇÃO AMARELO

- Alteração do nível de consciência súbita ou aguda
- História de fezes de coloração preta ou com presença de sangue
- História de hematêmese
- Presença de distensão abdominal com constipação ou retenção urinária
- Evacuações e/ou vômitos ≤ 03 episódios em 1 hora com sinais de desidratação (1 ou mais sinais): inquietação, irritação, olhos encovados, lágrima ausente, boca e língua seca, sinal da prega positivo (a pele volta ao estado anterior lentamente mais de 2 segundos)
- Temperatura ≥ 37,5°C a 38,4°C
- Dor moderada (EVA/face/EDV ou Escala de FLACC)

CLASSIFICAÇÃO VERDE

- Evacuações e vômitos sem sinais de desidratação: bebê ou criança
- Temperatura ≥ 37,0°C a 37,4°C
- Desconforto e/ou distensão abdominal
- Constipação/Ressecamento
- Prurido anal com ou sem presença de vermes, inapetência e/ou dor abdominal
- Dor leve (EVA/face/EDV ou Escala de FLACC)
- Evento recente

NÃO AGUDO

- História de diarreia não recente
- Evento não recente

10. ALTERAÇÃO GINECOLÓGICA/MAMÁRIA NA CRIANÇA (CIAP – X01 ao X29)

CLASSIFICAÇÃO VERMELHO

- Sangramento vaginal
- Trauma vaginal
- Temperatura ≥ 38,5°C ou < 35°C
- Dor intensa ou dor de 8 a 10/10 (escala numérica/face/EDV)

CLASSIFICAÇÃO AMARELO

- Presença de sinais flogísticos em mamilo
- História discordante
- Dor abdominal
- Temperatura ≥ 37,5°C a 38,4°C
- Dor moderada ou dor de 3 a 7/10 (escala numérica/face/EDV)

CLASSIFICAÇÃO VERDE

- Leucorréia com ou sem prurido
- Aumento anormal de uma ou de ambas glândulas mamárias
- Aderencia de pequenos lábios
- História de alteração em mamas
- História de alterações vulvares ou clitoriana
- Temperatura ≥ 37,0°C a 37,4°C
- Dor leve ou dor de 0 a 2/10 ≤ de 7dias (escala numérica/face/EDV)
- Evento recente

11. ALTERAÇÕES OCULARES NA CRIANÇA (CIAP – F01 ao F29)

CLASSIFICAÇÃO VERMELHO
- Lesão ocular química ou térmica aguda
- Sangramento visível de grande, médio e pequeno volume
- Presença de corpo estranho no local
- Perda total da visão aguda em um ou ambos os olhos
- Temperatura ≥ 38,5°C ou < 35°C
- Dor intensa (EVA/face/EDV ou Escala de FLACC)

CLASSIFICAÇÃO AMARELO
- Redução aguda/súbita da acuidade visual
- Edema e/ou deformidade e/ou hematoma
- Suspeita de trauma
- Historia discordante
- Vermelhidão ocular, sensação de ardência, sensação de corpo estranho, lacrimejamento excessivo, prurido e presença de secreção amarelada
- Temperatura ≥ 37,5°C a 38,4°C
- Dor moderada (EVA/face/EDV ou Escala de FLACC)

CLASSIFICAÇÃO VERDE
- Congestão ocular com secreção purulenta ou mucopurulenta
- Vermelhidão ocular leve, sensação de ardência, sensação de corpo estranho,lacrimejamento, prurido sem presença de secreção purulenta
- Pálpebras emaranhadas ao acordar
- Visão turva/embaçada
- Diploplia (visão dupla que desaparece se um dos olhos é fechado)
- Fotofobia
- Prurido intenso
- Redução recente da acuidade visual
- Temperatura ≥ 37,0°C a 37,4°C
- Dor leve (EVA/face/EDV ou Escala de FLACC)
- Evento recente

12. ALTERAÇÃO URINÁRIA / INTESTINAL / GENITAL NA CRIANÇA (CIAP – U07, D29, X29)

CLASSIFICAÇÃO VERMELHO	• Alteração do nível de consciência abrupta /repentina • Priapismo (ereção peniana sustentada) • Hematúria e/ou colúria. • Gangrena escrotal • Temperatura ≥ 38,5°C ou < 35°C • Dor intensa (EVA/face/EDV ou Escala de FLACC)
CLASSIFICAÇÃO AMARELO	• Alteração do nível de consciência súbita ou aguda • Presença de distensão abdominal com retenção urinária • História de celulite ou edema de escroto ou vulvar • História do aumento do volume e translucência escrotal aguda • Aumento do volume e translucência escrotal aguda • Colicas (Dores intermitentes em onda, que tende a melhorar e piorar a cada 20 minutos) • Temperatura ≥ 37,5°C a 38,4°C • Dor moderada (EVA/face/EDV ou Escala de FLACC)
CLASSIFICAÇÃO VERDE	• Sensação de ardor na uretra ou relato de choro à micção • Polaciúria • Trauma de escroto ou vulvar recente • Presença secreção peniana ou vaginal • Presença de lesão e /ou verrugas em região peniana ou vulvar • Criptorquidia (Ausência nas bolsas de um ou dos dois testículos) • Enurese • Temperatura ≥ 37,0°C a 37,4°C • Dor leve (EVA/face/EDV ou Escala de FLACC) • Evento recente

13. CRISE CONVULSIVA NA CRIANÇA (CIAP – N07)

CLASSIFICAÇÃO VERMELHO
- Alteração do nível de consciência abrupta/repentina
- Escala de Coma de Glasgow ≤ 11 (moderado e grave)
- Déficit neurológico agudo (paresia, plegia, disfasia, afasia, ataxia, paralisia facial)
- Dispneia aguda ou respiração alterada
- Sinais de choque associada taquicardia ou ritmo irregular, hipotensão,palidez cutânea, pele fria e úmida e/ou perfusão periférica diminuída
- Sinais de meningismo (rigidez de nuca associada a cefaleia, fotofobia, vômito e purpura ou erupção cutânea fixa)
- Prostração, hipotonia e não reativo (não responde ao comando verbal ou ao estímulo doloroso)
- História de trauma cranioencefálico menor de 24hrs
- Glicemia menor que 45 mg/dL até 01 ano ou menor que 55 mg/dL acima de 01 ano de idade
- Temperatura ≥ 38,5°C ou < 35°C
- PA sistólica e/ou diastólica alterada (vide quadro)
- Dor intensa (EVA/face/EDV ou Escala de FLACC)

CLASSIFICAÇÃO AMARELO
- Alteração do nível de consciência súbita ou aguda
- Escala de Coma de Glasgow ≥ 12 a 14 (leve)
- História discordante: a história fornecida não condiz com os achados físicos
- História de convulsão no período ≥ 12 horas a ≤ 48 horas
- História de trauma cranioencefálico ≥ 24hrs
- PA sistólica e/ou diastólica alterada (vide quadro)
- Temperatura entre ≥ 37,5°C a 38,4°C
- Dor moderada (EVA/face/EDV ou Escala de FLACC)

CLASSIFICAÇÃO VERDE
- Escala de Coma de Glasgow igual 15 (normal)
- Convulsão ou história no período > 48 horas a menor de 7 dias
- Temperatura entre ≥ 37,0°C a 37,4°C
- Dor leve (EVA/face/EDV ou Escala de FLACC)
- Evento recente

NÃO AGUDO
- História de Convulsão não recente
- Evento não recente

14. DIARREIA E/OU VÔMITOS NA CRIANÇA (CIAP – D10, D11)

CLASSIFICAÇÃO VERMELHO

- Alteração do nível de consciência abrupta/repentina
- Dispneia aguda ou respiração alterada
- Sinais de choque: taquicardia ou ritmo irregular, hipotensão, palidez cutânea, pele fria e úmida e/ou perfusão periférica diminuída
- História ou presença de hematêmese
- Vômitos em jatos
- Sinais de meningismo (rigidez de nuca associada cefaleia, fotofobia e/ou purpura/erupção cutânea fixa)
- Evacuações e vômitos >03 episódios em 1 hora ou mais com sinais de desidratação grave (1 ou mais sinais): letargia, prostração, hipotonia, olhos muito fundos/encovados, lágrimas ausentes, boca e língua muito seca, fontanela afundada, sinal da prega positivo (a pele volta ao estado anterior muito lentamente – mais de 2 segundos), pulso débil (enchimento capilar – mais de 5 segundos).
- Sinais de alerta: dificuldade de deglutir
- Temperatura ≥ 38,5°C ou < 35°C
- Dor intensa (EVA/face/EDV ou Escala de FLACC)

CLASSIFICAÇÃO AMARELO

- Alteração do nível de consciência súbita ou aguda
- Evacuações e/ou vômitos ≤ 03 episódios em 1 hora com sinais de desidratação (1 ou mais sinais): inquietação, irritação, olhos encovados, lágrima ausente, boca e língua seca, sinal da prega positivo (a pele volta ao estado anterior lentamente – mais de 2 segundos)
- Sinais de alerta: história de dificuldade de se alimentar
- Refluxo em criança até 10 dias de vida
- Temperatura ≥ 37,5°C a 38,4°C
- Dor moderada (EVA/face/EDV ou Escala de FLACC)

CLASSIFICAÇÃO VERDE

- Evacuações e/ou vômitos sem sinais de desidratação em alerta, olhos normais, lágrima presente, boca e língua úmida, sinal da prega negativo (a pele volta ao estado anterior rapidamente), pulso normal
- Refluxo em criança acima de 10 dias de vida
- Temperatura ≥ 37,0°C a 37,4°C
- Dor leve (EVA/face/EDV ou Escala de FLACC)
- Evento recente

NÃO AGUDO

- História de diarreia e/ou vômitos não recente
- Evento não recente

15. DOR DE CABEÇA NA CRIANÇA (CIAP – N01)

CLASSIFICAÇÃO VERMELHO

- Perda ou alteração do nivel de consciência abrupta/repentina
- Dispneia aguda ou respiração alterada
- Sinais de choque associada taquicardia ou ritmo irregular, hipotensão, palidez cutânea, pele fria e úmida e/ou perfusão periférica diminuída
- Sinais de meningismo (rigidez de nuca associada cefaleia, fotofobia e/ou purpura/
- erupção cutânea fixa)
- Vômito em jato
- PA sistólica e/ou diastólica alterada (vide quadro)
- Temperatura ≥ 38,5°C ou < 35°C
- Dor intensa (EVA/face/EDV ou Escala de FLACC)

CLASSIFICAÇÃO AMARELO

- Alteração do nível de consciência súbita ou aguda
- História de vômitos persistentes
- Alteração/Redução recente da acuidade visual
- Sinais e sintomas não relacionados a queixa com suspeita de abuso e maus tratos
- Dor de cabeça associada a história de convulsão
- PA sistólica e/ou diastólica alterada (vide quadro)
- Temperatura ≥ 37,5°C a 38,4°C
- Dor moderada (EVA/face/EDV ou Escala de FLACC)

CLASSIFICAÇÃO VERDE

- Perda ou alteração do nível de consciência recente
- Tosse seca ou produtiva
- Coriza
- Vermelhidão ou irritação ocular
- Queixa de tontura sem sinais vitais alterados (de acordo com a faixa etária)
- Temperatura ≥ 37,0°C a 37,4°C
- Dor leve (EVA/face/EDV ou Escala de FLACC)
- Evento recente

16. DOR DE GARGANTA NA CRIANÇA (CIAP – R21)

CLASSIFICAÇÃO VERMELHO

- Dispneia intensa (fôlego curto, depressão de fúrcula, batimento de asa de nariz, uso de musculatura acessória) em repouso com ou sem associação de outros sintomas
- Abaulamento de palato mole
- Saturação muito baixa (< 95% em oxigenoterapia ou < 92% em ar ambiente)
- Temperatura ≥ 38,5°C ou < 35°C
- Dor intensa (EVA/face/EDV ou Escala de FLACC)

CLASSIFICAÇÃO AMARELO

- Dispneia aos esforços com ou sem associação de sinais e sintomas
- Tosse rouca
- Saturação baixa (< 95% em ar ambiente)
- Temperatura ≥ 37,5°C a 38,4°C
- Dor moderada (EVA/face/EDV ou Escala de FLACC)

CLASSIFICAÇÃO VERDE

- Tosse seca ou produtiva
- Coriza
- Vermelhidão ou irritação ocular
- Temperatura ≥ 37,0°C a 37,4°C
- Dor leve (EVA/face/EDV ou Escala de FLACC)
- Evento recente

17. DOR TRAUMÁTICA OU NÃO TRAUMÁTICA NA CRIANÇA (CIAP – A01)

CLASSIFICAÇÃO VERMELHO

- Alteração do nível de consciência abrupta/repentina
- Déficit neurológico agudo (paresia, plegia, disfasia, afasia, ataxia, paralisia facial)
- Sinais de choque associada taquicardia ou ritmo irregular, hipotensão, palidez cutânea, pele fria e úmida e/ou perfusão periférica diminuída
- Dispneia aguda ou respiração alterada
- PA sistólica e/ou diastólica alterada (vide quadro)
- Saturação muito baixa (< 95% em oxigenoterapia ou < 92% em ar ambiente)
- Temperatura ≥ 38,5°C ou < 35°C
- Dor intensa (EVA/face/EDV ou Escala de FLACC)

CLASSIFICAÇÃO AMARELO

- Alteração do nível de consciência súbita ou aguda
- PA sistólica e/ou diastólica alterada (vide quadro)
- Saturação baixa (< 95% em ar ambiente)
- Temperatura ≥ 37,5°C a 38,4°C
- Dor moderada (EVA/face/EDV ou Escala de FLACC)

CLASSIFICAÇÃO VERDE

- Temperatura ≥ 37,0°C a 37,4°C
- Dor leve (EVA/face/EDV ou Escala de FLACC)
- Evento recente

18. INTOXICAÇÃO EXÓGENA/ENVENENAMENTO NA CRIANÇA (CIAP – T36 ao T50)

CLASSIFICAÇÃO VERMELHO

- Alteração do nível de consciência abrupta/súbita
- Episódio de déficit neurológico abrupto/súbito com agitação psicomotora, sonolência, alucinação, midríase, miose e mioclonia
- Sinais de choque associada taquicardia ou ritmo irregular, hipotensão, palidez cutânea, pele fria e úmida e/ou perfusão periférica diminuída
- Taquicardia ou bradicardia
- Dispneia aguda
- Edema facial e/ou de língua
- Vômitos em jatos/Vômitos persistentes
- Irritação ocular após contato químico
- Estridor laríngeo
- Rubor facial e rash cutâneo generalizado
- História evidenciada: relato de ingestão/inalação há menos de 06 horas com ou sem sintomas
- Saturação muito baixa (< 95% em oxigenoterapia ou < 92% em ar ambiente)
- Temperatura ≥ 38,5°C ou < 35°C
- Dor intensa (escala numérica/face/EDV ou Escala de FLACC)

CLASSIFICAÇÃO AMARELO

- Alteração do nível de consciência súbita ou aguda
- Rubor facial, rash cutâneo local e prurido generalizado
- História discordante: sinais e sintomas não relacionados a queixa com suspeita de abuso e maus tratos
- História evidenciada: relato de ingestão/inalação há mais de 06 horas sem sintomas
- Erupção e/ou vesículas generalizadas
- Saturação baixa (< 95% em ar ambiente)
- Temperatura ≥ 37,5°C a 38,4°C
- Dor moderada (EVA/face/EDV ou Escala de FLACC)

CLASSIFICAÇÃO VERDE

- Erupção e/ou vesículas localizadas
- Temperatura ≥ 37,0°C a 37,4°C
- Dor leve (EVA/face/EDV ou Escala de FLACC)
- Evento recente

19. MORDEDURA E/OU PICADAS DE ANIMAIS SINANTRÓPICOS*, VENENOSOS E PEÇONHENTOS NA CRIANÇA (CIAP – S12, S13)

CLASSIFICAÇÃO VERMELHO	• Alteração do nível de consciência abrupta/repentina • Dispneia aguda ou respiração alterada ou dificuldade respiratória que impede de articular frases curtas em uma só expiração • Sinais de choque associada taquicardia ou ritmo irregular, hipotensão, palidez cutânea, pele fria e úmida e/ou perfusão periférica diminuída • Presença de estridor • História de alergia com presença de edema facial e/ou de língua • Ferida com sangramento visível, de grande volume e incontrolável a compressão • Ferida infectada com sinais e sintomas sistêmicos • Mordedura em face e pescoço • Alta potência do veneno causar dano (animais peçonhentos) • Mordedura em face, pescoço, planta do pé e ou polpas digitais • Lambedura em mucosas ou em pele com lesões • Ferimento profundo causado por unhas de animais • Pulso anormal: bradicardia ou taquicardia ou ritmo irregular • Saturação muito baixa (< 95% em oxigenoterapia ou < 92% em ar ambiente) • Temperatura ≥ 38,5°C ou < 35°C • Dor intensa (EVA/face/EDV ou Escala de FLACC)
CLASSIFICAÇÃO AMARELO	• Alteração do nível de consciência súbita ou aguda • Historia de alergia importante (Sensibilidade conhecida) • Presença de lesão limpa com sinais sistêmicos de infecção • Erupção ou vesícula generalizada • Menor potência do veneno causar dano • Lambedura em pele com lesões superficiais • Arranhadura causada por unhas e/ou dentes de animais • Prurido generalizado • Ferida com sangramento visível, de médio volume e controlável a compressão • Ferida infectada sem sinais e sintomas sistêmicos • Saturação baixa (< 95% em ar ambiente) • Temperatura ≥ 37,5°C a 38,4°C • Dor moderada (EVA/face/EDV ou Escala de FLACC)
CLASSIFICAÇÃO VERDE	• Presença de hematoma • Prurido localizado • Ferida com presença de sinais flogísticos no local • Temperatura ≥ 37,0°C a 37,4°C • Dor leve (EVA/face/EDV ou Escala de FLACC) • Evento recente

**Animais Sinantrópicos: Aranha, Cobra, Abelha, Carrapato, Lacraia ou centopéia, Morcego, Mosca, Pulga, Vespa, Porco, Rato, Barata, Escorpião, Formiga, Taturana, etc.
Peçonhento: Cobras, etc.
Venenosos: Água viva, etc.

20. QUEIMADURA E/OU EXPOSIÇÃO AGENTE QUÍMICO NA CRIANÇA (CIAP – S14)

CLASSIFICAÇÃO VERMELHO

- Alteração do nível de consciência abrupta/repentina
- Sinais de choque associada taquicardia ou ritmo irregular, hipotensão, palidez cutânea, pele fria e úmida e/ou perfusão periférica diminuída
- Presença de estridor
- Sinais de desidratação grave com história de queimadura
- Queimaduras de terceiro grau/Total em qualquer área ou idade
- Qualquer queimadura de segundo grau/Parcial envolvendo: mão, pé, face, axila ou grande articulação em qualquer idade
- Queimaduras por corrente elétrica
- Vítima de queimaduras de qualquer extensão que tenha associada a esta queimadura uma ou mais das seguintes situações: lesão inalatória, convulsão, edema facial e língua, politrauma, fratura óssea em qualquer localização, choque de qualquer origem, e insuficiência renal, insuficiência cardíaca, insuficiência hepática, diabetes e HAS de base
- Lesão ocular após contato químico
- Lesão por inalação após confinamento em espaço com fumaça ou aspiração de fumaça
- Dispneia aguda (fôlego curto, falta de ar súbita ou repentina)
- Saturação muito baixa (< 95% em oxigenoterapia ou < 92% em ar ambiente)
- Temperatura ≥ 38,5°C ou < 35°C
- Dor intensa (EVA/face/EDV ou Escala de FLACC)

CLASSIFICAÇÃO AMARELO

- Alteração do nível de consciência súbita ou aguda
- Queimaduras de segundo grau/Parcial com área corporal atingida entre 10% a 20%
- Presença de sinais de infecção
- Saturação baixa (< 95% em ar ambiente)
- Temperatura ≥ 37,5°C a 38,4°C
- Dor moderada (EVA/face/EDV ou Escala de FLACC)

CLASSIFICAÇÃO VERDE

- Queimaduras primeiro grau/Superficial em qualquer extensão, em qualquer idade
- Presença de sinais flogísticos
- Temperatura ≥ 37,0°C a 37,4°C
- Dor leve (EVA/face/EDV ou Escala de FLACC)
- Evento recente

NÃO AGUDO

- Evento não recente

CLASSIFICAÇÃO DAS QUEIMADURAS DE ACORDO COM A PROFUNDIDADE		
Grau	Profundidade	Sinais
Superficial ou 1º Grau	Lesões apenas da epiderme	Hiperemia ou vermelhidão
Parcial ou 2º Grau	Lesões na derme	Hiperemia + Flictenas
Total ou 3º Grau	Destruição de todas as camadas da pele, atingindo tecidos adjacentes e profundos	Pele dura e nacarada

Fonte: Caderno 28 – Acolhimento a Demanda Espontânea – Volume II. Brasília 2012 página 158.

Em A, regra dos nove (para adultos); em B, Tabela de Lund-Browder (para crianças), a fim de estimar a extensão das queimaduras.

Redesenhado de Artz CP, Moncrief JA. *The treatment of burns*. 2. Ed. Philadelphia: WB Saunders Company, 1969.

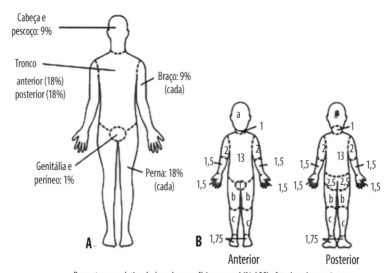

Porcentagem relativa da área de superfície corporal (% ASC) afetada pelo crescimento

Parte do corpo	IDADE				
	0 ano	1 ano	5 anos	10 anos	15 anos
a = 1/2 da cabeça	9 1/2	8 1/2	6 1/2	5 1/2	4 1/2
b = 1/2 de 1 coxa	2 3/4	3 1/4	4	4 1/4	4 1/2
c = 1/2 de 1 perna	2 1/2	2 1/2	2 3/4	3	3 1/4

Fonte: Caderno 28 – Acolhimento a Demanda Espontânea – Volume II. Brasília 2012 página 159.

21. QUEIXA RESPIRATÓRIA NA CRIANÇA (CIAP – R29)

CLASSIFICAÇÃO VERMELHO

- Alteração do nível de consciência abrupta/repentina
- Criança letárgica e/ou gemente
- Presença de estridor em repouso, batimento de asa de nariz, retração de fúrcula, tiragem subcostal, balancim toracoabdominal e/ou sibilos audíveis e/ou cessação de fluxo de ar inspirado por 20 segundos
- Sinais de hipóxia: cianose de extremidade e palidez cutânea, exaustão respiratória
- Bradicardia ou taquicardia ou ritmo irregular (vide quadro)
- Bradipneia ou taquipneia ou ritmo irregular (vide quadro)
- Dificuldade de expressão verbal
- História de asma grave (Episódio recorrente de falta de ar, crise ou episódio recorrente de sibilância, tosse persistente principalmente a noite, acorda por tosse ou falta de ar)
- Saturação muito baixa (< 95% em oxigenoterapia ou < 92% em ar ambiente)
- Temperatura ≥ 38,5°C ou < 35°C
- Dor intensa (EVA/face/EDV ou Escala de FLACC)

CLASSIFICAÇÃO AMARELO

- Alteração do nível de consciência súbita ou aguda
- História de falta de ar súbita ou repentina ao esforço
- História de hemoptise
- Tosse produtiva com dispneia leve ou com dor pleurítica
- Presença de sibilância
- História de asma sem melhora com uso de sua medicação habitual
- Saturação baixa (< 95% em ar ambiente)
- Temperatura ≥ 37,5°C a 38,4°C
- Dor moderada (EVA/face/EDV ou Escala de FLACC)

CLASSIFICAÇÃO VERDE

- Presença de ronco
- Tosse seca ou produtiva a mais de 3 semanas – população geral
- Tosse seca ou produtiva de 1 à 2 semanas – População de risco e diabéticos
- Qualquer tosse -População de Rua, HIV, Contato de TB e indígenas
- Tosse produtiva ou seca a menos de 3 semanas
- Temperatura ≥ 37,0°C a 37,4°C
- Dor leve (EVA/face/EDV ou Escala de FLACC)
- Evento recente

22. REAÇÃO ALÉRGICA NA CRIANÇA (CIAP – A29, A92)

CLASSIFICAÇÃO VERMELHO

- Alteração do nível de consciência abrupta/súbita
- Sinais de choque associada taquicardia ou ritmo irregular, hipotensão, palidez cutânea, pele fria e úmida e/ou perfusão periférica diminuída
- Criança letárgica e/ou gemente
- Dispneia aguda ou respiração alterada que impede de articular frases curtas em uma só expiração
- Presença de estridor
- Presença de edema facial e/ou de língua
- Bradicardia ou taquicardia ou ritmo irregular
- História de alergia importante (Sensibilidade conhecida com reação grave)
- Saturação muito baixa (< 95% em oxigenoterapia ou < 92% em ar ambiente)
- Dor intensa (EVA/face/EDV ou Escala de FLACC)

CLASSIFICAÇÃO AMARELO

- Alteração do nível de consciência súbita ou aguda
- Erupção ou vesículas generalizadas ou placas urticariformes
- Prurido generalizado
- Saturação baixa (< 95% em ar ambiente)
- Dor moderada (EVA/face/EDV ou Escala de FLACC)

CLASSIFICAÇÃO VERDE

- Presença de sinais flogísticos
- Prurido localizado
- Dor leve (EVA/face/EDV ou Escala de FLACC)
- Evento recente

23. REBAIXAMENTO DO NÍVEL DE CONSCIÊNCIA NA CRIANÇA (CIAP – A29)

CLASSIFICAÇÃO VERMELHO

- Alteração do nível de consciência abrupta/repentina
- Escala de Coma de Glasgow modificada ≤ 11 (moderado e grave)
- Alteração/déficit neurológico subito (Perda de função neurológica:alteração ou perda de sensibilidade, fraqueza de membros transitória ou permanente, retenção urinária ou alteração da função intestinal)
- Dispneia aguda ou respiração alterada
- Sinais de choque associada taquicardia ou ritmo irregular, hipotensão, palidez cutânea, pele fria e úmida e/ou perfusão periférica diminuída
- Sinais de meningismo (rigidez de nuca associada cefaleia, fotofobia e/ou purpura/erupção cutânea fixa)
- Glicemia < 45 mg/dL até 01 ano e < 55 mg/dL acima de 01 ano de idade
- Temperatura ≥ 38,5°C ou < 35°C
- Dor intensa (EVA/face/EDV ou Escala de FLACC)

CLASSIFICAÇÃO AMARELO

- Alteração do nível de consciência súbita ou aguda
- História de inconsciência há > 12 e < 24 horas
- Escala de Coma de Glasgow ≥ 12 a 14 (leve)
- Sinais e sintomas não relacionados à queixa com suspeita de abuso e maus tratos
- Temperatura ≥ 37,5°C a 38,4°C
- Dor moderada (EVA/face/EDV ou Escala de FLACC)

CLASSIFICAÇÃO VERDE

- História de inconsciência > 24 horas
- Escala de Coma de Glasgow igual 15 (normal)
- Temperatura ≥ 37,0°C a 37,4°C
- Dor leve (EVA/face/EDV ou Escala de FLACC)
- -Evento recente

24. SINTOMAS GRIPAIS NA CRIANÇA (CIAP – R4, R21, R29)

CLASSIFICAÇÃO VERMELHO

- Dispneia em repouso (fôlego curto, falta de ar súbita ou repentina)
- Exaustão respiratória
- Sinais de meningismo (rigidez de nuca associada cefaléia, fotofobia e/ou púrpura/erupção cutânea fixa)
- História de asma grave (Episódio recorrente de falta de ar, crise ou episódio recorrente de sibilância, tosse persistente principalmente a noite, acorda por tosse ou falta de ar)
- Saturação muito baixa (< 95% em oxigenoterapia ou < 92% em ar ambiente)
- Temperatura ≥ 38,5°C ou < 35°C
- Dor intensa (EVA/face/EDV ou Escala de FLACC)

CLASSIFICAÇÃO AMARELO

- Dispneia (fôlego curto, falta de ar súbita ou repentina) ao esforço
- Tosse produtiva com dispneia
- Presença de sibilância audível
- Sinais de piora do estado clinico associada a persistencia ou agravamento da febre por mais de 3 dias, alteração sensória e/ou disfunção grave)
- Saturação baixa (< 95% em ar ambiente)
- Temperatura ≥ 37,5°C a 38,4°C
- Dor moderada (EVA/face/EDV ou Escala de FLACC)

CLASSIFICAÇÃO VERDE

- Vermelhidão ocular, sensação de ardência e lacrimejamento
- Congestão nasal
- Coriza
- Tosse seca ou produtiva a mais de 3 semanas – população geral
- Tosse seca ou produtiva de 1 à 2 semanas – População de risco e diabéticos
- Qualquer tosse – População de Rua, HIV, Contato de TB e indígenas
- Tosse produtiva ou seca a menos de 3 semanas
- História de viagem recente (Exposição conhecida à patogeno de alto risco ou viagem para região de prevalencia conhecida da doença infecciosa)
- Temperatura ≥ 37,0°C a 37,4°C
- Dor leve (EVA/face/EDV ou Escala de FLACC)
- Evento recente

25. SITUAÇÕES ESPECIAIS/SUSPEITA/VITIMA DE VIOLÊNCIA NA CRIANÇA (CIAP – Z02, Z29)

CLASSIFICAÇÃO VERMELHO

- Vítimas/Suspeitas de abuso sexual ou qualquer tipo de violência*
- Presença de sangramento*
- Pacientes escoltados*

CLASSIFICAÇÃO AMARELO

- Imunossupressão conhecida*
- Mãe ou responsável com perfil desagregador que poderá causar prejuízo para os demais usuários e para a própria equipe.*
- Usuários impossibilitados de deambular (acamados)
- Criança com suspeita de doenças infectocontagiosas

26. TRAUMA ABDOMINAL NA CRIANÇA (CIAP – D80)

CLASSIFICAÇÃO VERMELHO

- Alteração do nível de consciência abrupta/repentina
- Glasgow modificada ≤ 11 (moderado e grave)
- Sinais de choque associada taquicardia ou ritmo irregular, hipotensão, palidez cutânea, pele fria e úmida e/ou perfusão periférica diminuída
- Alteração/déficit neurológico abrupta/repentina (perda de função neurológica:alteração ou perda de sensibilidade, fraqueza de membros transitória ou permanente, retenção urinária ou alteração da função intestinal)
- Dispneia aguda ou respiração alterada
- Sangramento visível de grande, médio e pequeno volume
- Integridade tissular prejudicada com exposição visceral com ou sem sangramento
- Ferimento por arma de fogo ou branca
- Episódios de vômitos com ou sem presença de sangue
- Temperatura ≥ 38,5°C ou < 35°C
- Glicemia ≤ 55 mg/dL acima de 1 ano de idade
- Dor intensa (EVA/face/EDV ou Escala de FLACC)

CLASSIFICAÇÃO AMARELO

- Alteração do nível de consciência súbita ou aguda
- Escala de Coma de Glasgow ≥ 12 a 14 (leve)
- Distensão abdominal
- Lesão com presença de sinais flogísticos e/ou hematoma
- Temperatura ≥ 37,5°C a 38,4°C
- Dor moderada (EVA/face/EDV ou Escala de FLACC)

CLASSIFICAÇÃO VERDE

- Escala de Coma de Glasgow igual 15 (normal)
- Temperatura ≥ 37,0°C a 37,4°C
- Dor leve (EVA/face/EDV ou Escala de FLACC)
- Evento recente

27. TRAUMA CRANIOENCEFÁLICO NA CRIANÇA (CIAP – D80)

CLASSIFICAÇÃO VERMELHO

- Alteração do nível de consciência abrupta/repentina
- Escala de Coma de Glasgow modificada ≤ 11 (moderado e grave)
- Alteração/déficit neurológico abrupto/repentino (Perda de função neurológica: alteração ou perda de sensibilidade, fraqueza de membros transitória ou permanente, retenção urinária ou alteração da função intestinal)
- Sinais de choque associada taquicardia ou ritmo irregular, hipotensão, palidez cutânea, pele fria e úmida e/ou perfusão periférica diminuída
- Dispneia aguda ou respiração alterada
- Sangramento visível de grande, médio e pequeno volume
- Convulsionando
- Integridade tissular prejudicada com exposição óssea com ou sem sangramento
- Ferimento por arma de fogo ou branca
- Anisocoria
- Sinais de fratura/ afundamento/ abaulamento
- Lacerações que requerem investigação ou com história discordante
- Episódio de vômitos contínuos
- Queda da própria altura
- Dor intensa (EVA/face/EDV ou Escala de FLACC)

CLASSIFICAÇÃO AMARELO

- Perda ou alteração do nível de consciência súbita ou aguda
- Escala de Coma de Glasgow ≥ 12 a 14 (leve)
- Hematoma
- Edema
- Dor moderada (EVA/face/EDV ou Escala de FLACC)

CLASSIFICAÇÃO VERDE

- Perda ou alteração do nível de consciência recente
- Escala de Coma de Glasgow igual 15 (normal)
- Hematoma de couro cabeludo
- Lacerações que requerem investigação
- Escoriações e ferimentos
- Episódios de vômitos eventuais
- Dor leve (EVA/face/EDV ou Escala de FLACC)
- Evento recente

28. SUSPEITA DE ARBOVIROSES NA CRIANÇA*
(CIAP – S 12, A 99)

CLASSIFICAÇÃO VERMELHO

- Febre por até 7 dias com sinais de choque (taquicardia ou ritmo irregular, hipotensão, palidez cutânea, pele fria e úmida e/ou perfusão periférica diminuída)
- Hemorragia exsanguinante: hematêmese e/ou melena
- Rebaixamento do nível de consciência e/ou confusão mental
- Sinais de desidratação grave (1 ou mais sinais): pulso débil, sonolência, irritabilidade letargia, prostração, hipotonia, olhos muito encovados, lágrimas ausentes, boca e língua muito seca, sinal da prega positivo (a pele volta ao estado anterior muito lentamente – mais de 2 segundos)
- Desconforto respiratório
- Dor abdominal intensa e contínua
- Icterícia acentuada
- Sinais de insuficiência renal aguda: anúria e/ou edema importante
- Dor intensa (EVA/face/EDV ou Escala de FLACC)

CLASSIFICAÇÃO AMARELO

- Febre por até 7 dias com sintomatologia (cefaléia, dor retrorbitrária, exantema, prostração, mialgia e artralgia) – Dengue
- Exantema máculo-papular pruriginoso com 2 ou mais sinais e/ou sintomas: febre, hiperemia conjuntival sem secreção e prurido, poliartralgia e/ou edema periarticular – Zika
- Gestantes com exantema
- Sangramento de mucosas
- Sinais de desidratação (1 ou mais sinais): inquietação, irritação, olhos encovados, lágrimas ausentes, boca e língua seca, sinal de prega positivo (a pele volta ao estado anterior lentamente)
- Oligúria
- Hipotermia
- Petéquias espontâneas ou induzidas
- Vômitos persistentes
- Hipotensão postural e/ou lipotímia
- Dor moderada (EVA/face/EDV ou Escala de FLACC)

CLASSIFICAÇÃO VERDE

- Dor leve (EVA/face/EDV ou Escala de FLACC)

* Dengue, Zika, Chikungunya e Febre Amarela

SINAIS E SINTOMAS DE RECONHECIMENTO

Sinais/sintomas	Dengue	Zika	Chikungunya	Febre amarela
Febre (duração)	Acima de 38°C (4 a 7 dias)	Sem febre ou subfebril 38°C (1 a 2 dias subfebril)	Febre alta > 38°C (2-3 dias)	Febre alta podendo chegar 40°C (inicio súbito até 7 dias)
Manchas na pele (frequência)	A partir do 4º dia (30-50% dos casos)	Surge no 1º ou 2º dia (90-100% dos casos)	Surge no 2º ou 5º dia (50% dos casos)	Ausente
Dor nos músculos (frequência)	+++/+++	++/+++	+/+++	++/+++
Dor na articulação (frequência)	+/+++	++/+++	+++/+++	+/+++
Intensidade da dor articular	Leve	Leve/Moderada	Moderada/ Intensa	Ausente
Edema da articulação	Raro	Frequente e leve intensidade	Frequente e de moderada a intensa intensidade	Ausente
Conjuntivite	Raro	50-90% dos casos	30% dos casos	Olhos amarelos Pode haver uma conjuntivite leve
Dor de cabeça (frequência e intensidade)	+++	++	++	+++
Coceira	Leve	Moderada/intensa	Leve	Ausente
Hipertrofia Ganglionar (frequência)	Leve	Intensa	Moderada	Ausente
Discrasia hemorrágica (frequência)	Moderada	Ausente	Leve	Ausente
Acometimento neurológico	Raro	Mais frequente que dengue e chikungunya	Raro (predominante e neonatais)	Nas formas mais graves
Nauseas e vômitos	Raro	Raro	Raro	Presente (duram em média 3 dias)

SINAIS DE ALERTA PARA VIOLÊNCIA CONTRA A CRIANÇA E O ADOLESCENTE

Sinais de alerta de violência	Criança			Adolescente
	Até 11 meses	1 a 4 anos	5 a 9 anos	10 A 19 anos
Choros sem motivo aparente	●	●	●	●
Irritabilidade frequente, sem causa aparente	●	●	●	●
Olhar indiferente e apatia	●	●	●	●
Tristeza constante		●	●	●
Demonstrações de desconforto no colo	●			
Reações negativas exageradas a estímulos comuns ou imposição de limites		●	●	●
Atraso no desenvolvimento; perdas ou regressão de etapas atingidas	●	●	●	
Dificuldades de amamentação, podendo chegar à recusa alimentar; vômitos persistentes	●	●		
Distúrbio de alimentação		●	●	●
Enurese e encoprese			●	●
Atraso e dificuldades no desenvolvimento da fala	●	●	●	
Distúrbios do sono	●	●	●	
Dificuldade de socialização e tendências ao isolamento	●	●	●	●
Aumento da incidência de doenças, injustificáveis por causas orgânicas, especialmente as de fundo alérgico	●	●	●	●
Afecções de pele frequentes, sem causa aparente	●	●	●	●

Sinais de alerta de violência	Criança			Adolescente
	Até 11 meses	1 a 4 anos	5 a 9 anos	10 A 19 anos
Distúrbios de aprendizagem até o fracasso na escola			✓	✓
Comportamentos extremos de agressividade ou destrutividade		✓	✓	✓
Ansiedade ou medo ligado a determinadas pessoas, sexo, objetos ou situações		✓	✓	✓
Pesadelos frequentes, terror noturno		✓	✓	✓
Tiques ou manias		✓	✓	✓
Comportamentos obsessivos ou atitudes compulsivas			✓	✓
Baixa autoestima e autoconfiança		✓	✓	✓
Automutilação, escarificações, desejo de morte e tentativa de suicídio			✓	✓
Problemas ou déficit de atenção			✓	✓
Sintomas de hiperatividade		✓	✓	✓
Comportamento de risco, levando a traumas frequentes ou acidentes			✓	✓
Uso abusivo de drogas				✓

Fonte: Brasil. Ministério da Saúde. Secretaria de Atenção à Saúde. Linha de cuidado para a atenção integral à saúde de crianças, adolescentes e suas famílias em situação de violências: orientação para gestores e profissionais de saúde. Brasília. DF: Ministério da Saude, 2010. 104p. (Série F. Comunicação e Educação em Saúde).

SINAIS DE INTOXICAÇÃO E ABSTINÊNCIA

Síndromes – classe de substâncias	Intoxicação		Abstinência	
	Apresentação clínica	Apresentação psiquiátrica	Apresentação clínica	Apresentação psiquiátrica
Agentes dissociativos, alucinógenos, maconha	Dissociativos (ketamina, fenciclidina): hipertensão, taquicardia, hipertermia, miose, nistagmo, ataxia, vômitos, desidratação. Graves: letargia, coma, morte por hipertermia, desidratação, hiponatremia (Raves – ainda pouco relevante no Brasil) (problemas semelhantes com o ecstasy – MDMA).	Dissociativos: desorientação, dissociação, distorção imagem corporal, alucinações, despersonalição, euforia, humor, alucinações, paranoia, inquietação, irritabilidade.		
	Alucinógenos: LSD, cogumelos inclusive, maconha. hipertermia, hipertensão, taquicardia, midríase. Dependência e abstinência: em questão, sem interesse urgência.	Alucinógenos: psicose, alucinação, sinestesias (LSD), disforia, más viagens.		
	Maconha: síndrome clínicas pouco relevantes para a urgência: alterações sensórias, coordenação motora, lentificação, taquicardia, hipertensão leve.	Maconha: pouco relevante urgência. Euforia, ansiedade, pânico, alucinações, quadros delirantes.		

Síndromes – classe de substâncias	Intoxicação		Abstinência	
	Apresentação clínica	Apresentação psiquiátrica	Apresentação clínica	Apresentação psiquiátrica
Depressores: Álcool, Sedativo, Hipnóticos, Solventes	Hipotensão, bradicardia, bradpneia, peristalse, hiporreflexia, alteração da consciência, fala arrastada, disartria, ataxia cambaleante, nistagmo. Graves: parada respiratória, choque, coma, alterações graves sensória e consciência, convulsões.	Relaxamento, euforia, desinibição e da crítica. Agressão, suicidalidade, violência. Sintomas psiquiátricos ou agravamento dos existentes.	Hiperalerta, hipertensão, taquicardia, taquipneia, hipertermia, midríase, peristalse, sudorese, náusea, tremor, convulsão.	Depressão, ansiedade, disforia, insônia, "fissura", sintomas psiquiátricos em geral. Urgência: quadros de agitação psicomotora e agressividade, delirium (alteração da consciência, confusionais). alucinações e delírios.
Estimulantes: Cocaína, Crack, Anfetamina	Hipertensão, taquicardia, hipertermia, taquipneia. Midríase, peristalse, sudorese intensa, tremor. Graves: convulsão, AVE, no caso de cocaína (dor torácica, cerca 40%, infarto até 6%), arritmias, crise hipertensiva, morte súbita, dissecção aorta.	Hiperalerta, euforia, ansiedade, inquietude, pânico, medo, angústia. Graves: psicose aguda – paranoia, alucinações, inclusive táteis; quadros de agitação psicomotora e agressividade. A violência contextual é mais importante: comportamento de busca e comércio da droga.	Sem síndromes relevantes p/ a urgência.	"Fissura", depressão, ansiedade, disforia, insônia, agravamento de sintomas psiquiátricos. Graves: quadros de agitação psicomotora e agressividade, como na intoxicação. A violência contextual é mais importante: comportamento de busca e comércio da droga.
Ópio E Opióides	Hipotensão, bradicardia, apneia, respiração superficial, hipotermia, miose, diminuição peristalse, hiporreflexia. Graves: rebaixamento nível consciência, letargia, depressão respiratória, coma.	Analgesia, bem-estar, euforia, sensação de orgasmo, indiferença física e psíquica a dor. Tolerância e dependência graves.	Midríase, hipertensão, taquicardia, aumento peristalse, bocejos, lacrimejamento, rinorreia, sudorese, dores musculares e abdominais, hipertermia, piloereção, náusea, vômitos.	Quadros de agitação, extrema angústia e ansiedade, consciência clara, orientado.

Zeferino, Maria Terezinha. Crise e Urgência em Saúde Mental: o cuidado às pessoas em situações de crise e urgência na perspectiva da atenção psicossocial. 4ª Edição – Florianópolis (SC): Universidade Federal de Santa Catarina, 2015.

CAPÍTULO 8

Desenvolvimento do Manual

Para a implantação da Classificação de Risco e Avaliação de Vulnerabilidade é necessário que o funcionamento da unidade seja organizado de modo a dar resposta tanto para os eventos agudos como para as condições crônicas. O bom funcionamento da atenção básica se dá a uma serie de fatores entre eles o acesso.

Segundo Starfield (2002) "A atenção ao primeiro contato implica acessibilidade e uso do serviço a cada novo problema ou episódio de um problema pela qual as pessoas buscam atenção à saúde".

Sendo assim cabe a unidade atender a todos que procuram os seus serviços, acolhendo e atendendo suas demandas e dando respostas adequadas aos usuários, de forma resolutiva e com responsabilidade.

Todo esse movimento implica na sensibilização e aceitação do gestor/gerente para rever o processo de trabalho existente em sua unidade, bem como garantir o apoio e acompanhamento efetivo da gestão regional /central de toda a implantação e efetivação, além da capacitação para instrumentalização de todos os enfermeiros envolvidos nesse processo e sensibilização dos demais profissionais.

▮ SENSIBILIZAÇÃO DOS GESTORES/GERENTES

Uma estratégia para iniciar a implantação da classificação de risco é a sensibilização dos gerentes/gestor e enfermeiros Responsável Técnico da unidade, que pode ser realizada através de uma roda de conversa, onde é possível estimular a reflexão sobre a necessidade das mudanças e os fatores positivos que ela acarretará para toda a unidade, para isso durante a discussão pode ser abordadas os seguintes tópicos:

- O Acolhimento como uma diretriz da Política Nacional de Humanização (PNH), que não requer sala, hora e nem profissional específico para ser realizado. Sendo uma postura ética que implica na escuta do usuário que deve ser seguida por todos os profissionais;

- A Classificação de Risco e Acolhimento não são sinônimos. A classificação faz parte de uma das etapas do acolhimento;
- A escuta inicial/acolhimento pode ser multiprofissional e multidisciplinar, já a Classificação de Risco deve ser realizada pelo Enfermeiro. A vulnerabilidade deve ser identificada por todos os profissionais da unidade;
- Para a realização da classificação é necessário que haja um espaço onde seja garantida a privacidade do usuário e de seu acompanhante;
- O atendimento médico deve ser uma das ofertas da unidade, não podendo ser a única, para isso sugere-se a criação de cardápios de ofertas;
- A criação do cardápio de oferta, consiste em unir todas as opções de atividades em grupo ou atendimento individual que pode ofertar ao usuário, além da consulta médica, todos os profissionais deverão ter acesso a este cardápio;
- A análise da demanda espontânea é importante para avaliarmos as necessidades e adequarmos sempre que necessário as ofertadas do cardápio atendendo de forma adequada a necessidade do território;
- A vulnerabilidade apesar de não ter classificação deverá ser gerenciada conforme a sua necessidade, e se julgar necessário priorizada, portanto se um usuário for identificado com uma alta vulnerabilidade, mesmo que for classificado como azul ((não agudo) – o atendimento não ocorrerá no dia; ele deverá ter o atendimento o mais breve possível ou seja no mesmo dia;
- Buscar o apoio da comunidade é essencial para que o processo de implantação tenha sucesso, portanto as lideranças comunitárias precisam ser acionadas para que sejam esclarecidas as mudanças e os objetivos que serão alcançados com as mesmas;
- Sugerimos que haja uma retaguarda para quem realiza a classificação de risco garantindo desta forma a resolutividade do atendimento;
- A agenda necessita ser flexível possibilitando os encaixes de atendimento em tempo variável, de acordo com a classificação realizada;
- É fundamental garantir um espaço de discussão da equipe a fim de repensar arranjos, pactuações, fluxos, responsabilidades e atividades de todos os profissionais envolvidos com a classificação de risco e avaliação de vulnerabilidade.

Portanto:

Sabe-se que o atendimento à demanda espontânea envolve ações que devem ser realizadas em todos os pontos de atenção à saúde, as mesmas incluem desde os aspectos organizativos da equipe e do processo de trabalho, os aspectos resolutivos de cuidado e de condutas, bem como a valorização dos diferentes indivíduos implicados nesse processo de promoção da saúde.

Considerando que essas ações resultem em qualidade assistencial elaboramos este Manual de Acolhimento com Classificação de Risco e Avaliação de Vulnerabilidade para enfermeiros da Atenção Básica com o objetivo de equalizar e orientar os serviços de saúde que prestam atendimento aos seus usuário independente do risco e da vulnerabilidade social, disponibilizando uma escuta qualificada que oferte acolhimento com respostas/orientações propícias aos mesmos, buscando fornecer um atendimento responsável para o usuário e sua família, orientando quando necessário sobre o cardápio de serviços que a unidade possui e toda a rede de assistência a saúde que o mesmo pode acessar.

É necessário uma postura acolhedora de toda a equipe multiprofissional do serviço, que esteja aberta à diversidade étnica, cultural e racial que possuímos nos territórios de abrangência desses serviços de saúde, atendendo os diferentes graus de especificidades, necessidades ou sofrimentos apresentados durante o atendimento.

Entendemos que sejam necessárias algumas considerações para os equipamentos, gestores e profissionais sobre o assunto referido:

- Aplicar o Manual de classificação em todos os usuários que buscam atendimento espontâneo nos equipamentos da Atenção Básica, desde que tenham os recursos humanos necessários para garantir o processo em todo o seu período de atendimento do serviço;
- Elaborar documentos de avaliação para a classificação risco que contemplem situações de riscos e vulnerabilidade às demandas espontâneas, priorizando as situações de emergência e urgência;
- Garantir que somente o profissional enfermeiro possa aplicar a classificação de risco;
- Garantir uma sala específica para o enfermeiro, quantidade de profissionais e insumos necessários para a implantação do Manual nos equipamentos de saúde;
- Direcionar a classificação de forma organizada e estratificada para as situações de emergência, urgência e não urgência;
- Prever programas continuados e permanentes de sensibilização, treinamento e capacitação sobre o acolhimento com classificação de risco para todos os profissionais de saúde que atuam nestes equipamentos;
- Desenvolver um documento interno para o registro da classificação de risco;
- Garantir que os demais profissionais responsáveis pelo acolhimento garantam o processo de classificação desde a entrada até a finalização do

atendimento do usuário, priorizando as situações de emergência, urgência das situações de não urgência ou na lógica do processo estabelecido;

- Possibilitar que o auxiliar/técnico de enfermagem participe do processo na sala de classificação de risco, exclusivamente para aferição dos sinais vitais;

- Manter o rodízio dos profissionais enfermeiros entre a classificação e as demais atividades do enfermeiro no período de tempo máximo de 4 horas, principalmente nos serviços onde a classificação está garantida em todo o seu período de atendimento;

- Organizar a área física de forma que permita a distinção da espera entre os usuários classificados com potencial risco de agravamento dos demais e garantindo a proximidade destes com a equipe que o assiste;

- Garantir o atendimento preferencial no processo de abertura de ficha, respeitando as leis federais, estaduais e municipais;

- Assegurar que o processo de classificação de risco seja o mais breve possível para minimizar o grau de sofrimento/agravamento do usuário.

> Considerar e respeitar o usuário como protagonista ativo do processo de classificação

NOMENCLATURA E DEFINIÇÕES

Algoritmos de classificaçãode risco do adulto

Para o uso correto dos algoritmos contidas neste manual é necessário que seja compreendido as nomeclaturas utilizada sem sua construção. Portanto:

> **ALGORITMO**: É simplesmente a "receita" para executar uma tarefa. É o passo a passo que deve ser seguido, sem pular nenhuma etapa para se alcançar um objetivo

Algoritmos	Página
1. Abstinência/Abuso de Alcool e/ou Substâncias Químicas no Adulto	22
2. Alteração de Comportamento no Adulto	

> **DISCRIMINADOR**: São frases que indicam as características que diferenciam as sintomatologias entre si, auxiliando na alocação mais adequada entre as quatro classificações.

16. ABSTINÊNCIA/ ABUSO DE ALCOOL E/OU SUBSTÂNCIAS QUÍMICAS NO ADULTO

CLASSIFICAÇÃO VERMELHO

- Alteração do nível de consciência abrupta/repentina
- Alteração/déficit neurológico abrupto/repentino (Perda de função neurológica: alteração ou ou perda de sensibilidade, fraqueza de membros transitória ou permanente, retenção urinária ou intestinal)
- Alteração pupilar (anisocóricas e/ou não fotorreativas)
- Dispneia aguda ou respiração ou alterada
- Edema de lingua ou lesão por inalação
- Sinais de choque associada taquicardia ou ritmo irregular, hipotensão, palidez cutânea, pele fria e úmida e/ou perfusão periférica diminuída
- Glicemia capilar < 55 mg/dl
- Glicemia capilar > 200 mg/dl com cetose
- Observação do alto risco de agressão subito aos outros (punhos serrados, discurso com palavra ameaçadoras, agitação psicomotora e inquietude)
- Histórico e/ou observação do alto risco subito de autoagressão
- Saturação muito baixa (< 95% em oxigenoterapia ou < 92% em ar ambiente)
- Pulso anormal: < 50 bpm ou ≥ 141 bpm ou ritmo irregular
- Temperatura < 35ºC

> **PARÂMETRO**: São indicadores de sinais vitais que podem ser utilizados como discriminador

CLASSIFICAÇÃO AMARELO

- Alteração do nível de consciência subita ou aguda
- Edema de face associada a nausea e/ou vomito
- Vomitos persistentes e continuos
- História psiquiátrica e/ou do uso de drogas
- História de convulsão súbita ou aguda
- Historico agudo de agressão aos outros (percepção do comportamento ameaçador)
- Historico agudo de autoagressão (percepção do comportamento ameaçador) com ou sem história prévia
- Sinais e sintomas não relacionados a queixa com suspeita de abuso e maus tratos
- Sinais de abstinência
- Saturação baixa (< 95% em ar ambiente)

> **CLASSIFICAÇÃO**: Define por cores a prioridade do atendimento

CAPÍTULO 9

Metodologia de Uso deste Manual

A metodologia de uso deste manual tem por objetivo apresentar ao enfermeiro a forma correta de realizar a classificação por prioridade, não havendo nenhuma pretensão de realizar diagnósticos médicos.

A forma de sua construção foi proposital, pois a maioria das demandas espontâneas que buscam a unidade apresentam uma queixa clinica, mas isso não inviabiliza a questão de vulnerabilidade, que deve ser observada em todos os casos atendidos.

As decisões tomadas para a escolha de uma classificação de risco seguem três passos:

Identificação do problema	Coleta e análise de informações relacionadas à solução	Implementação da alternativa selecionada
Coleta de informação do próprio usuário, acompanhante ou cuidador – queixa principal.	Avaliação rápida através das perguntas e respostas – sinais (parâmetros) e sintomas.	Definição das categorias possíveis de prioridade da classificação de risco – cor.
Fase da identificação do algoritmo.	Fase da identificação dos discriminadores.	Fase do estabelecimento da prioridade.

IDENTIFICAÇÃO DO PROBLEMA

O atendimento inicia-se pela queixa principal, ou seja, sinais e sintomas que motivaram o usuário a procurar o serviço.

A lista de algoritmos criados abrange praticamente todos as situações encontradas durante o atendimento, essa lista foi validada após utilização em varias unidades básicas. De forma geral ela tenta agrupar os sinais e sintomas referidos em sistemas anatomo-fisiológicos, além de abordar alteração de comportamento e situações especiais.

Algoritmos	Página
1. Abstinência/Abuso de Alcool e/ou Substâncias Químicas no Adulto	22
2. Alteração de Comportamento no Adulto	23

O enfermeiro deverá utilizar o prontuário do usuário para seu atendimento, no mesmo deverá ser anotado data e horário do atendimento, pois isso auxiliará na rastreabilidade do atendimento. Ao identificar a queixa o enfermeiro classificador deverá buscar na lista de algoritmos aquele que mais se aproxima a mesma.

Sendo que uma queixa poderá levar a varios algoritmos, o enfermeiro deverá escolher então o que melhor se encaixa, por exemplo, um usuário com mal estar e dor de cabeça poderá ser escolhido algoritmos diferentes, por enfermeiros diferentes, mas a classificação será na mesma prioridade independente de qual algoritmo cada enfermeiro escolheu para o caso.

COLETA E ANÁLISE DE INFORMAÇÕES RELACIONADAS À SOLUÇÃO

Ao escolher o algoritmo o enfermeiro classificador irá seguir um a um dos discriminadores que encontra-se em cada nivel de prioridade/classificação, não podendo pular nenhum dos discriminadores.

O enfermeiro deve decidir pelo discriminador que melhor contemple a queixa.

A classificação escolhida será aquela onde o discriminador for considerado como positivo (ou que não se pode negar).

Durante a escolha do discriminador será solicitado a verificação de alguns parâmetros, como temperatuta, dor, saturação entre outros, eles são considerados sinais que podem auxiliar na comprovação da classificação, sendo assim é fundamental que sejam verificados apenas os parâmetros solicitados.

Devido a atenção básica ser composta por equipe multiprofissional a oferta para encaminhamento deverá ser diversificada não focando apenas em um único profissional.

■ IMPLEMENTAÇÃO DA ALTERNATIVA SELECIONADA

Através da coleta, análise e avaliação das informações será possivel eleger a classificação (cor) de maior prioridade para o caso atendido e o encaminhamento mais adequado para o momento.

É importante frisar que a avaliação da vulnerabilidade deverá ocorrer durante todo o processo de classificação, pois ela poderá mudar a prioridade do atendimento.

O registro em prontuário físico deverá ser de forma simples e clara seguindo os seguintes passos:

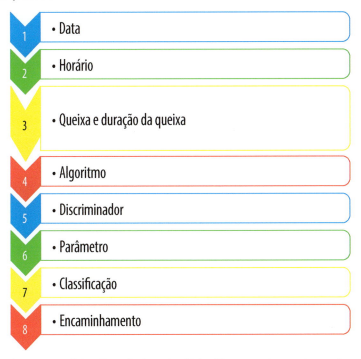

No caso do prontuário Eletrônico de Cidadão o registro deverá seguir a logística pré estabelecida para o mesmo.

CAPÍTULO 10

Papel da Educação no Treinamento dos Profissionais

A denominada Educação Permanente em Saúde surge em meados da década de 1980, tendo sido disseminada pelo Programa de Desenvolvimento de Recursos Humanos da Organização Pan Americana de Saúde (OPAS). A formação profissional passou a ser reconhecida como fator essencial para o processo de consolidação da Reforma Sanitária Brasileira. Somente em 2003 é criada, no Ministério da Saúde, a Secretaria de Gestão de Trabalho e da Educação em Saúde (SGTES), que assumiu a responsabilidade de formular políticas orientadoras da gestão, formação, qualificação e regulação dos trabalhadores da saúde no Brasil.

Todo processo de Educação Permanente em Saúde requer elaboração, desenho e execução a partir de uma análise estratégica que considere a cultura institucional em que se insere. Assim, os processos educativos devem desenvolver um modo de fazer referenciado às diretrizes políticas pactuadas em conformidade com os objetivos estratégicos do MS, considerando os seguintes pressupostos:

- Desenvolvimento de metodologias que favoreçam o protagonismo dos sujeitos e a construção de coletivos de trabalhadores, incluindo os gestores;
- Possibilidades de transformação da realidade com melhorias nos processos de trabalho;
- Interação entre os atores envolvidos no processo de aprendizagem; e
- Reflexão sobre a prática como orientadora da construção e sistematização coletiva do conhecimento.

O papel da Educação Permanente em Saúde (EPS) é fundamental para implantação e sucesso deste trabalho. O Manual de Acolhimento e Classificação de Risco e Avaliação de Vulnerabilidade é uma ferramenta que proporciona ao profissional uma abordagem mais clara e fundamentada, auxiliando e propiciando um atendimento padronizado, humanizado e coerente aos usuários que utilizam os serviços e todos aqueles que frequentam as unidades da atenção primária.

A EPS tem o papel de orientar e desenvolver nos profissionais uma visão holística de todo o processo de acolhimento e classificação de risco, possibilitando mudanças de comportamento em relação à saúde, tendo o indivíduo como o seu público-alvo. A inserção deste profissional no planejamento e implantação da classificação de risco na unidade de serviço, colabora para a melhoria da qualidade no atendimento à população, em contrapartida também estimula os profissionais a exercerem o papel de avaliador, observando as características do indivíduo em sua totalidade, avaliando os riscos clínicos e de vulnerabilidade.

Os enfermeiros têm uma parcela fundamental no desenvolvimento e aplicação do Manual, portanto a EPS deve evidenciar a estes profissionais a sua função de Classificador, alinhando as dificuldades práticas de atuação na Sala de Classificação de Risco e proporcionando alguns subsídios essenciais, para que o profissional esteja empoderado e possa atuar diante das divergências que possam acontecer no atendimento ao indivíduo em situação de vulnerabilidade extrema e situações de urgência e emergência.

Segundo Instituto de Ciências Biológicas, Universidade Federal de Goiás a educação em saúde constitui um campo de conhecimento e de prática do setor saúde que tem a finalidade de promover a saúde e atuar na prevenção de doenças. Trata-se de um recurso por meio do qual o conhecimento cientificamente produzido no campo da saúde, com auxílio dos seus profissionais, pode alcançar a vida cotidiana das pessoas. As práticas de educação em saúde envolvem três segmentos de atores prioritários: os profissionais de saúde que valorizam a prevenção e a promoção tanto quanto as práticas preventivas e curativas; os gestores que apoiam esses profissionais e a população que necessita construir seus conhecimentos e aumentar sua autonomia nos cuidados, individual e coletivo.

Segundo o Ministério da Saúde, a Educação Permanente em Saúde reconhece o cotidiano como lugar de invenções, acolhimento de desafios e substituição criativa de modelos por práticas cooperativas, colaborativas, integradas e corajosas na arte de escutar a diversidade e a pluralidade do País. Na proposta da EPS, a mudança das estratégias de organização e do exercício da atenção, da gestão, da participação ou da formação é construída na prática de equipes, trabalhadores e parceiros, devendo considerar a necessidade de implementar um trabalho relevante, de qualidade e resolutividade. As demandas para qualificação ou especialização são demandas para a promoção de pensamento e ação.

CAPÍTULO 11

Monitoramento

As atividades de avaliação realizadas a partir das informações produzidas no cotidiano da atenção são essenciais para orientação da implantação, consolidação e reformulação do processo de Classificação de Risco em uma unidade de saúde. Diante deste fato é primordial a construção de um instrumento que auxilie no monitoramento das ações realizadas durante a classificação de risco. Este instrumento deverá conter como indicadores de avaliação: a estrutura (espaço físico), o processo de classificação (100% da demanda espontânea classificada/ conhecimento e clareza do processo) e o registro correto da Classificação de Risco e da Vulnerabilidade no prontuário.

O objetivo do monitoramento é oferecer informações sistematizadas ao gestor para a avaliação e planejamento das ações, principalmente as voltadas as necessidades do usuário e as de mudanças de fluxos interno. Com essa ferramenta, buscamos fortalecer o gestor em planejar, monitorar, avaliar, apoiar tecnicamente a unidade visando os princípios do SUS.

O monitoramento é composto por 3 fases, sendo que a primeira a avaliação acontece após 60 dias de implantação do Manual, a segunda após 90 dias da primeira e a terceira 120 dias após a segunda, sendo sempre as visitas acompanhadas e discutidas com o gestor da unidade e quando possível com o enfermeiro responsável técnico, que contribui trazendo as dificuldades de quem está colocando o Manual em prática.

Para Pisco, a avaliação é, pois, um poderoso instrumento de mudança que não deve ser visto como ameaça, mas sim como um incentivo para que os diferentes serviços de saúde cumpram padrões mínimos de qualidade.

Santos et al., citando Poister, afirma que o monitoramento e a avaliação, são ferramentas críticas para a gestão.

O monitoramento é fundamental para o acompanhamento rotineiro de informações prioritárias, tanto para o processo de implementação de um programa, isto é, para o acompanhamento de seu desempenho operacional, como para seu desempenho finalístico.

Segundo Pisco, a finalidade de políticas de avaliação e de melhoria de qualidade não pode ser apenas para demonstrar os problemas, nem propor soluções para os problemas detectados, mas produzir mudanças apropriadas que conduzam à melhoria da qualidade.

O objetivo não é outro senão a identificação, a avalição e a correção de situações potencialmente melhoráveis.

Assim entendemos que o monitoramento permitirá ao gestor avaliar os fluxos da unidade, possibilitando identificar as correções necessárias nas ações implantadas, propiciar um aumento e diversificação das atividades ofertadas pela unidade contribuindo e garantindo desta forma para um atendimento de qualidade ao usuário.

CAPÍTULO 12

Aplicabilidade do Manual Através dos Estudos de Casos

▨ ESTUDO 1

Usuária JMP, 30 anos comparece a UBS, com queixa de dor nos seios há 03 dias. Relata estar amamentando, mas, hoje foi com muita dificuldade pois sente "fisgadas" no mamilo e sensação de queimação. Está no 15º dia de puerpério e realizou mamoplastia redutora há 01 ano. Enfermeiro observa que a usuária está calma, região frontal discretamente fechada e incômodo ao movimentar os braços.

- **Data da Consulta:** 20/03/2020
- **Horário de chegada na unidade:** 9:50h
- **Horário de atendimento na sala de classificação:** 10:05h

Ao atender este caso teremos as seguintes anotações em prontuário:

• **Data:** 20 de março de 2020
• **Horário:** 10:05h
• **Queixa e duração da queixa:** usuária refere dor nos seios há três dias, e hoje teve muita dificuldade para amamentar
• **Algoritmo:** alteração ginecológica/mamária no adulto
• **Discriminador:** para escolhê-lo o enfermeiro deverá responder mentalmente as seguintes afirmativas apresentadas em cada item. Não pode ser pulado nenhum discriminador

CLASSIFICAÇÃO VERMELHO	• Alteração do nível de consciência abrupta/repentina Não apresenta através da observação • Dispneia aguda ou respiração alterada Não apresenta através da observação • Sinais de choque associada a taquicardia ou ritmo irregular, hipotensão, palidez cutânea, • pele fria e/ou úmida ou perfusão periférica diminuída Não apresenta através da observação • Sangramento vaginal ativo Nesse momento interrogar a usuária – **Não refere** • Mastite com presença de abcesso Nesse momento interrogar a usuária – **Não refere** • Temperatura ≥ 41°C ou <35°C Nesse momento verificar a temperatura e anotar como parâmetros = 37,9°C • Dor intensa ou dor de 8 a 10/10 (escala numérica/face/EDV) Nesse momento aplicar a escala de dor escolhida e anotar como parâmetros. Escala utilizadaEVA – Valor 7 – Dor moderada

Não sendo nenhum dos discriminadores acima passar para o próximo quadro:

CLASSIFICAÇÃO AMARELO	• Historia de trauma vaginal Nesse momento interrogar a usuária – **Não refere** • História discordante Não apresenta através da observação • História hematológica ou metabólica significativa associada a perda sanguinea e de possibilidade de deterioração rápida Nesse momento interrogar a usuária – **Não refere** • Dor abdominal associada a sangramento vaginal com ou sem atraso menstrual Nesse momento interrogar a usuária – **Não refere** • Relato de sangramento vaginal não ativo Nesse momento interrogar a usuária – **Não refere** • Fissura mamilar com presença de sinais infecciosos Nesse momento interrogar a usuária – **Não refere** • Ingurgitamento mamário com sinais flogisticos associado a febre Nesse momento interrogar a usuária – **Não refere** • Temperatura ≥ 38,5°C a 40,9°C Nesse momento interrogar a usuária – **Não refere** • Dor moderada ou dor de 3 a 7/10 (escala numérica/face/EDV) Conforme observado anteriormente a dor é de valor 7 sendo assim o discriminador escolhido será este.

• **Discriminador:** dor moderada ou dor de 3 a 7/10 (escala numérica/face/EDV)
• **Classificação:** amarela
• **Encaminhamento:** consulta de Enfermagem

O enfermeiro da classificação de risco optou por encaminhar a usuária à consulta de enfermagem para ser examinada, e caso haja protocolo institucional onde o enfermeiro possa prescrever o tratamento, esse poderá já ser prescrito.

Caso durante o exame físico o enfermeiro julgue necessário encaminhar para interconsulta médica ele poderá realizar.

Recomenda-se que o enfermeiro que realiza a classificação não esteja envolvido na realização da consulta de enfermagem, pois isso poderá acarretar em equívocos durante o atendimento. O Ideal é que haja um enfermeiro de retaguarda para a realização da consulta de enfermagem.

Caso o enfermeiro perceba alguma vulnerabilidade que não tenha sido notada pelo enfermeiro classificador, esta condição deverá ser investigada pelo próprio enfermeiro ou outro profissional disponível conforme o cardápio da unidade.

ESTUDO 2

Usuária WER, 25 anos comparece ao serviço de saúde queixando-se de dor torácica há uma semana. Refere também estar com problemas familiares e histórico de tentativa de suicídio. Enfermeiro observa que a mesma está inquieta.

- Data da Consulta: 20/03/2020
- Horário de chegada na unidade: 11:50h
- Horário de atendimento na sala de classificação: 12:00h

Ao atender este caso teremos as seguintes anotações em prontuário:

• **Data:** 20 de março de 2020
• **Horário:** 12:00h
• **Queixa e duração da queixa:** usuária refere dor torácica há mais de uma semana que não irradia
• **Algoritmo:** dor/desconforto torácico no adulto
• **Discriminador:** para escolhê-lo o enfermeiro deverá responder mentalmente as seguintes afirmativas apresentadas em cada item. Não pode ser pulado nenhum discriminador.

CLASSIFICAÇÃO VERMELHO

- Alteração do nível de consciência abrupta/repentina Não apresenta através da observação
- Dispneia aguda ou respiração alterada; Não apresenta através da observação
- Alteração de FR < 8 ou > 28 rpm Nesse momento verificar frequência respiratória e anotar como parâmetros – FR= 27 rpm
- Sinais de choque associada taquicardia ou ritmo irregular, hipotensão, palidez cutânea, pele fria e úmida e/ou perfusão periférica diminuída Não apresenta através da observação
- Dor precordial (dor intensa em aperto, ou sensação de peso no meio do tórax que pode irradiar para braço esquerdo e/ou pescoço e/ou mandíbula; podendo também associar-se a sudorese e náusea) Não apresenta através da observação
- Dor torácica súbita localizada em fincada com dispneia e/ou tosse e/ou espirro. Nesse momento interrogar a usuária – **Não refere**
- Arritmia recorrente ameaçadora da vida ou cardiopatia previamente conhecida que pode detiorar rapidamente. Nesse momento interrogar a usuária – **Não refere**
- Pulso anormal: ≤ 50 bpm ou ≥ 141 bpm ou ritmo irregular Nesse momento verificar frequência e ritmo de pulso, e anotar como parâmetros – P = 110bpm ritmico
- Saturação muito baixa (< 95% em oxigenoterapia ou < 92% em ar ambiente) Nesse momento verificar saturação e anotar como parâmetros – Saturação = 97% em ar ambiente
- Temperatura ≥ 41°C ou ≤35°C Nesse momento verificar a temperatura e anotar como parâmetros – T= 37ºC
- Dor intensa ou dor de 8 a 10/10 (escala numérica/face/EDV) Nesse momento aplicar a escala de dor escolhida e anotar como parâmetros. Escala utilizada EVA – Valor 2 – Dor leve

CLASSIFICAÇÃO AMARELO

- Alteração do nível de consciência subita ou aguda Não apresenta através da observação
- Palpitações atual sem sintomatologia Nesse momento interrogar a usuária – **Não refere**
- Vômitos persistentes e/ou contínuos Nesse momento interrogar a usuária – **Não refere**
- Dor torácica súbita localizada em fincada sem dispnéia e/ou tosse e/ou espirro Nesse momento interrogar a usuária – **Não refere**
- Pulso anormal: ≤ 60 a 50 bpm ou ≥ 120 a 140 bpm ou ritmo irregular com sintomatologia Conforme observado anteriormente a ususária apresenta pulso ritmico, portanto, podemos seguir para o próximo discriminador
- Saturação baixa (< 95% em ar ambiente) Conforme observado anteriormente a usuária apresenta saturação de 97% em ar ambiente
- Temperatura ≥ 38,5°C a 40,9°C Conforme observado anteriormente a usuária apresenta parâmetros de temperatura de 37ºC
- Dor moderada ou dor de 3 a 7/10 (escala numérica/face/EDV) Conforme observado anteriormente a a usuária apresenta dor leve, portanto, podemos seguir para o próximo discriminador

CLASSIFICAÇÃO VERDE	• História de vômitos eventuais Nesse momento interrogar a usuária – **Não refere**
	• Dor torácica inespecífica Nesse momento interrogar a usuária – **Não refere**
	• Tosse seca ou produtiva a mais de 3 semanas – população geral Nesse momento interrogar a usuária – **Não refere**
	• Tosse seca ou produtiva de 1 à 2 semanas – População de risco, diabéticos e profissionais de saúde Nesse momento interrogar a usuária – não é população de risco
	• Qualquer tosse: População de Rua, HIV, Contato de TB e indígenas Nesse momento interrogar a usuária – não é população de rua, HIV, contato de TB ou Indigena
	• Tosse produtiva ou seca a menos de 3 semanas Nesse momento interrogar a usuária – **Não refere**
	• Temperatura ≥ 37,5°C a 38,4°C Conforme observado anteriormente a usuária apresenta parâmetros de temperatura de 37ºC
	• Dor leve ou dor de 1 a 2/10 abaixo de 7 dias (escala numérica/face/EDV) Conforme observado anteriormente a a usuária apresenta dor leve. Mas no caso desta usuaria acima de 7 dias, portanto, podemos seguir para o próximo discriminador

| **NÃO AGUDO** | • Dor leve ou dor de 1 a 2/10 acima de 7 dias(escala numérica/face/EDV) Conforme observado anteriormente a a usuária apresenta dor leve a mais de uma semana, sendo assim o discriminador escolhido será este. |

| • **Discriminador:** dor leve ou dor de 1 a 2/10 acima de 7 dias (escala numérica/face/EDV) |
| • **Classificação:** azul |
| • **Encaminhamento:** consulta com a Psicóloga |

Esta usuária foi classificada como azul (o atendimento não ocorrerá no dia), mas, como foi identificada com uma alta vulnerabilidade (histórico de tentativa de suicídio e inquietude no momento da avaliação), ela deverá ser atendida imediatamente.

O enfermeiro da classificação de risco optou por encaminhar à psicóloga para que a usuário tenha uma escuta/ avaliação adequada. Caso a equipe não conte com esse profissional no momento será necessário buscar as opções possíveis ofertadas no cardápio da UBS.

O profissional que atender esta usuária, pode solicitar avaliação de outros profissionais da equipe se julgar necessário.

ESTUDO 3

Usuária VLS, 35 anos comparece ao serviço de saúde com queixa de sintomas gripais há 3 dias com piora hoje. Relata tosse há 2 semanas e reclusão por 06 meses. Enfermeiro observa que a usuária apresenta tosse produtiva.

- **Data da consulta:** 20/03/2020
- **Horário de chegada na unidade:** 14:50h
- **Horário de atendimento na sala de classificação:** 14:55h

Ao atender este caso teremos as seguintes anotações em prontuário:

• **Data:** 20 de março de 2020
• **Horário:** 14:55h
• **Queixa e duração da queixa:** usuária refere sintomas gripais há 3 dias com piora hoje
• **Algoritmo:** sintomas gripais/dor de garganta no adulto
• **Discriminador:** para escolhê-lo o enfermeiro deverá responder mentalmente as seguintes afirmativas apresentadas em cada item. Não pode ser pulado nenhum discriminador.

CLASSIFICAÇÃO VERMELHO

- Dificuldade respiratória que impede de articular frases curtas em uma só expiração Não apresenta através da observação
- Dispneia aguda ou respiração alterada; Não apresenta através da observação
- Alteração de FR < 8 ou > 28 rpm Nesse momento verificar frequência respiratória e anotar como parâmetros – FR= 25 rpm
- Saturação muito baixa (< 95% em oxigenoterapia ou < 92% em ar ambiente) Nesse momento verificar saturação e anotar como parâmetros – Saturação= 97% em ar ambiente
- Temperatura ≥ 41ºC Nesse momento verificar a temperatura e anotar como parâmetros – T= 38,7ºC
- Dor intensa ou dor de 8 a 10/10 (escala numérica/face/EDV) Nesse momento aplicar a escala de dor escolhida e anotar como parâmetros. Escala utilizadaEVA – Valor 5 – Dor moderada

CLASSIFICAÇÃO AMARELO

- Dispneia (fôlego curto, falta de ar súbita) ao esforço Não apresenta através da observação
- Tosse com dispneia significativa ou exaustão respiratória Não apresenta através da observação
- Sibilância audível Não apresenta através da observação
- Sinais de piora do estado clinico associada a persitencia ou agravamento da febre por mais de 3 dias, alteração sensória e/ou disfunção grave) Nesse momento interrogar a usuária se febre por mais de 3 dias – Usuaria refere que febre começou hoje
- Saturação baixa (< 95% em ar ambiente) Conforme observado anteriormente a usuária apresenta saturação de 97% em ar ambiente, sendo portanto este discriminador a ser escolhido
- Temperatura ≥ 38,5° C a 40,9° C Conforme observado anteriormente a usuária apresenta parâmetros de temperatura de 38,7ºC, portanto esse será o discriminador a ser escolhido

•	**Discriminador:** temperatura ≥ 38,5° C a 40,9° C
•	**Classificação:** amarelo
•	**Encaminhamento:** consulta de enfermagem

O enfermeiro da classificação de risco optou por encaminhar à consulta de enfermagem para que seja examinada adequadamente e receba orientações sobre a coleta de escarro. Após a coleta, direcionar a usuária para interconsulta médica. Devido o caso apresentar um indicador de vulnerabilidade é importante também que a usuária seja encaminhada para interconsulta com Assistente Social ou Psicólogo para o acompanhamento da reinserção social.

ESTUDO 4

Criança, PVA, 5 anos comparece a UBS, trazida pela genitora de 13 anos. Ela refere que criança está há 02 dias apresentando coriza, dificuldade para respirar e dor ao toque do ouvido. O Enfermeiro classificador observa que a criança apresenta rinorreia amarelada, padrão respiratório normal, hidratada, corada, choro persistente com dificuldade da mãe para consolar devido a impaciência dela.

- **Data da consulta:** 22/03/2020
- **Horário de chegada na unidade:** 7:35h
- **Horário de atendimento na sala de classificação:** 7:50h

Ao atender este caso teremos as seguintes anotações em prontuário:

• **Data:** 22 de março de 2020
• **Horário:** 7:50h
• **Queixa e duração da queixa:** mãe adolescente refere que criança esta com nariz escorrendo amarelo há 2 dias, não conseguindo respirar e não deixa mexer na orelha.
• **Algoritmo:** 20. Queixa respiratória na criança
• **Discriminador:** para escolhê-lo o enfermeiro deverá responder mentalmente as seguintes afirmativas apresentadas em cada item. Não pode ser pulado nenhum discriminador.

CLASSIFICAÇÃO VERMELHO

- Alteração do nível de consciência abrupta/repentina – Não apresenta através da observação
- Criança letárgica e/ou gemente Não apresenta através da observação
- Presença de estridor em repouso, batimento de asa de nariz, retração de fúrcula, tiragem subcostal, Balancim toracoabdominal e/ou sibilos audíveis e/ou cessação de fluxo de ar inspirado por 20 segundos Não apresenta através da observação
- Sinais de hipóxia: cianose de extremidade e palidez cutânea, exaustão respiratória Não apresenta através da observação
- Bradicardia ou taquicardia ou ritmo irregular Nesse momento verificar frequência cardíaca e anotar como parâmetros – FC= 100bpm
- Bradipnéia ou taquipnéia ou ritmo irregular Nesse mpmento verifiicar frequência respiratória e anotar como parâmetros – FR= 25ins/min
- Dificuldade de expressão verbal Não apresenta através da observação
- História de asma grave (Episódio recorrente de falta de ar, crise ou episódio recorrente de sibilância, tosse persistente principalmente a noite, acorda por tosse ou falta de ar) Nesse momento interrogar a mãe – **Não refere**

CLASSIFICAÇÃO VERMELHO

- Saturação muito baixa (< 95% em oxigenoterapia ou < 92% em ar ambiente) Nesse momento verificar a saturação – Saturação e anotar como parâmetros = 97%
- Temperatura ≥ 38,5°C ou < 35°C Nesse momento verificar a temperatura e anotar como parâmetros = 37,7 °C
- Dor intensa (Face/EDV ou Escala de FLACC) Nesse momento aplicar a escala de dor escolhida e anotar como parâmetros. Dor ;Escala de Face 2 – Dor leve

CLASSIFICAÇÃO AMARELO

- História de falta de ar súbita ou repentina ao esforço Não apresenta através da observação
- História de hemoptise Não apresenta através da observação
- Tosse produtiva com dispneia leve ou com dor pleurítica Não apresenta através da observação
- Presença de sibilância Não apresenta através da observação. Não é necessário auscultar
- História de asma sem melhora com uso de sua medicação habitual Nesse momento interrogar a mãe – **Não refere**
- Temperatura ≥ 37,5°C a 38,4°C Conforme observado anteriormente a criança apresenta temperatura 37,7° C, portanto o discriminador escolhido será este.

- **Discriminador:** temperatura > 37,5°C a 38, 4°C
- **Classificação:** amarela
- **Encaminhamento:** consulta de enfermagem

O enfermeiro da classificação de risco optou por encaminhar a criança à consulta de enfermagem para ser examinada, e caso haja protocolo institucional onde o enfermeiro possa prescrever o antitérmico, esse poderá já ser prescrito à criança.

Caso durante o exame físico o enfermeiro julgue necessário encaminhar para interconsulta médica ele poderá realizar.

Além disso, o enfermeiro da classificação deverá anotar em prontuário a vulnerabilidade observada. Neste caso a mãe é adolescente e pode ter sua rede de apoio fragilizada. Portanto, esta condição deverá ser investigada pelo próprio enfermeiro que esta realizando a consulta ou outro profissional disponível conforme o cardápio da unidade.

ESTUDO 5

Criança, FGH de 3 anos comparece à UBS com queixa de dor abdominal e vômitos. Genitora nega diarreia e relata um episódio de vômito em 4 horas.

O Enfermeiro classificador observa que a criança está irritada, com lágrimas, sem encovamento dos olhos e ausência de palidez cutânea.

- **Data da consulta:** 22/03/2020
- **Horário de chegada na unidade:** 8:10h
- **Horário de atendimento na sala de classificação:** 8:15h

Ao atender este caso teremos as seguintes anotações em prontuário:

• **Data:** 22 de março de 2020
• **Horário:** 8:15h
• **Queixa e duração da queixa:** mãe refere que criança esta com dor abdominal e um episódio de vomito em 4 horas.
• **Algoritmo:** 13. Diarreia e/ou vômitos na criança
• **Discriminador:** para escolhê-lo o enfermeiro deverá responder mentalmente as seguintes afirmativas apresentadas em cada item. Não pode ser pulado nenhum discriminador.

CLASSIFICAÇÃO VERMELHO

- Alteração do nível de consciência abrupta/repentina Não apresenta através da observação
- Dispneia aguda ou respiração alterada Não apresenta através da observação
- Sinais de choque: taquicardia ou ritmo irregular, hipotensão, palidez cutânea, pele fria e úmida e/ou perfusão periférica diminuída Não apresenta através da observação
- História ou presença de hematêmese Nesse momento interrogar a mãe – **Não refere** e não apresenta através da observação
- Vômitos em jatos Não apresenta através da observação
- Sinais de meningismo (rigidez de nuca associada cefaleia, fotofobia e/ou purpura/erupção cutânea fixa) Realizar a manobra para avaliar rigidez de nuca – não apresenta
- Evacuações e vômitos >03 episódios em 1 hora ou mais com sinais de desidratação grave (1 ou mais sinais): letargia, prostração, hipotonia, olhos muito fundos/encovados, lágrimas ausentes, boca e língua muito seca, fontanela afundada, sinal da prega positivo (a pele volta ao estado anterior muito lentamente – mais de 2 segundos), pulso débil (enchimento capilar – mais de 5 segundos). Nesse momento interrogar a mãe – **Não refere**
- Sinais de alerta: dificuldade de deglutir Nesse momento interrogar a mãe – **Não refere** e não apresenta através da observação
- Temperatura ≥ 38,5°C ou < 35°C Nesse momento verificar a temperatura e anotar como parâmetros = 37,4 °C
- Dor intensa (Face/EDV ou Escala de FLACC) Nesse momento aplicar a escala de dor escolhida e anotar como parâmetros. Dor; Escala de Face 2 – Dor leve

CLASSIFICAÇÃO AMARELO

- Evacuações e/ou vômitos ≤ 03 episódios em 1 hora com sinais de desidratação (1 ou mais sinais): inquietação, irritação, olhos encovados, lágrima ausente, boca e língua seca, sinal da prega positivo (a pele volta ao estado anterior lentamente – mais de 2 segundos) Nesse momento interrogar a mãe – **Não refere**
- Sinais de alerta: história de dificuldade de se alimentar Nesse momento interrogar a mãe – **Não refere**
- Refluxo em criança até 10 dias de vida Não se enquadra ao caso
- Temperatura ≥ 37,5°C a 38,4°C Conforme observado anteriormente a criança apresenta temperatura 37,4° C, portanto, podemos seguir para o próximo discriminador
- Dor moderada (escala numérica/face/EDV ou Escala de FLACC) Conforme observado anteriormente a criança apresenta dor leve, portanto, podemos seguir para o próximo discriminador

CLASSIFICAÇÃO VERDE

- Evacuações e/ou vômitos sem sinais de desidratação, olhos normais, lágrima presente,boca e língua úmida, sinal da prega negativo (a pele volta ao estado anterior rapidamente), pulso normal. A criança apresenta vômitos sem sinais de desidratação e nenhum dos parametros anteriores estavam alterados, portanto, o discriminador escolhido será este.

- **Discriminador:** evacuações e/ou vômitos sem sinais de desidratação, olhos normais, lágrima presente, boca e língua úmida, sinal da prega negativo (a pele volta ao estado anterior rapidamente), pulso normal.
- **Classificação:** verde
- **Encaminhamento:** consulta de enfermagem

O enfermeiro da classificação de risco optou por encaminhar a criança à consulta de enfermagem para ser examinada, e caso haja protocolo institucional onde o enfermeiro possa prescrever a solução de reidratação oral, essa poderá já ser prescrita a criança.

Caso durante o exame físico o enfermeiro julgue necessário encaminhar para interconsulta médica ele poderá realizar.

Caso o enfermeiro perceba alguma vulnerabilidade que não tenha sido notada pelo enfermeiro classificador, esta condição deverá ser investigada pelo próprio enfermeiro que está realizando a consulta ou outro profissional disponível conforme o cardápio da unidade.

Referências Bibliográficas

1. Ayres, J. R. C. M. **Cuidado: trabalho e interação nas práticas de saúde**. 1. ed. Rio de Janeiro: CEPESC: UERJ/IMS: ABRASCO, 2009. v. 1. 282 p.
2. American Heart Association – American Academy of Pediatrics, 2012
3. Bahia. **Protocolo Estadual de Classificação de Risco**. Secretaria Estadual da Bahia. 2014
4. BRASIL. **Estatuto da Criança e do Adolescente,** Câmera dos Deputados, Lei no 8.069, de 13 de julho de 1990. DOU de 16/07/1990 – ECA. Brasília, DF.
5. Brasil. Ministério da Saúde. Secretaria de Atenção à Saúde. **Linha de cuidado para a atenção integral à saúde de crianças, adolescentes e suas famílias em situação de violências: orientação para gestores e profissionais de saúde.** Brasília: Ministério da Saúde, 2010. 104p. (Série F. Comunicação e Educação em Saúde).
6. Brasil. Ministério da Saúde. Secretaria de Atenção à Saúde. Departamento de Atenção Básica. **Acolhimento à demanda espontânea**/Ministério da Saúde. Secretaria de Atenção à Saúde. Departamento de Atenção Básica. – Brasília: Ministério da Saúde, 2011. 56 p.: il. – (Série A. Normas e Manuais Técnicos) (Cadernos de Atenção Básica n. 28, Volume I).
7. Brasil. Ministério da Saúde. Secretaria de Atenção à Saúde. Departamento de Atenção Básica. **Acolhimento à demanda espontânea: queixas mais comuns na Atenção Básica/** Ministério da Saúde, Secretaria de Atenção à Saúde, Departamento de Atenção Básica. – Brasília: Ministério da Saúde, 2012. 290 p.: il. – (Cadernos de Atenção Básica n. 28, Volume II)
8. Brasil. Ministério da Saúde. Secretaria de Atenção à Saúde. **Protocolos de Intervenção para o SAMU 192 – Serviço de Atendimento Móvel de Urgência**. Brasília: Ministério da Saúde, 2016.
9. Brasil. Ministério da Saúde. Secretaria de Vigilância em Saúde. Secretaria de Atenção Básica. **Chikungunya: Manejo Clínico**. Brasília: Ministério da Saúde, 2017.
10. Brasil. Ministério da Saúde. Secretaria de Vigilância em Saúde. Coordenação-Geral de Desenvolvimento da Epidemiologia em Serviços. Guia de Vigilância em Saúde: volume 1/ Ministério da Saúde, Secretaria de Vigilância em Saúde, Coordenação-Geral de Desenvolvimento da Epidemiologia e Serviços. – 1. ed. atual. – Brasília: Ministério da Saúde, 2017
11. Bickley, L. S. B. **Propedêutica médica**. Rio de Janeiro: Guanabara-Koogan, 2010.
12. Campos G.W.S., Cunha G.T., Figueiredo M.D. **Algumas palavras sobre a escuta e a observação**. In: Práxis e formação Paideia: apoio e cogestão em saúde. São Paulo: Hucitec; 2013. CAMPOS, et al. (organizadores). Tratado de saúde coletiva. São Paulo – Rio de Janeiro: Hucitec – Ed. Fiocruz, 2006, 871 p.
13. Canadian Association of Emergency Physicians. **Canadian pediatric triage and acuity scale: Implementation guidelines for emergency departments**. Can. J. Emerg. Med. 2001; 3:4.
14. Carlotti A.P.C.P. **Choque em Crianças**. Medicina (Ribeirão Preto): 2012;45(2):197-207.

15. Carmo ME, Guizardi FL. O conceito de vulnerabilidade e seus sentidos para as políticas públicas de saúde e assistência social. Cad. Saúde Pública 2018; 34(3).
16. CARNEIRO, C. B. L.; VEIGA, L. O conceito de inclusão, dimensões e indicadores. Belo Horizonte: Secretaria Municipal de Coordenação da Política Social, jun. 2004. (Pensar BH – Política Social, 2.)
17. Claro, M.T. **Escala de faces para avaliação da dor em crianças: etapa preliminar**. Ribeirão Preto, 1993. p. 1-50. Dissertação (Mestrado)- Escola de Enfermagem de Ribeirão Preto, USP.
18. Felice et al. **Choque: diagnóstico e tratamento na emergência**. Revista da AMRIGS. Porto Alegre, 55(2): 179-196, abr – jun: 2011
19. Fonseca, J. G. Oliveira, A.M.L.S. Ferreira, A.R. **Avaliação e Manejo Inicial da Insuficiência Respiratória Aguda na Criança**. Rev. Med. Minas Gerais 2013; 23(2): 196-203.
20. **IV Diretrizes Brasileiras para o manejo da asma**. JORNAL BRASILEIRO DE PNEUMOLOGIA. São Paulo, v.32, n. 7 Supl., p.s 447-474, nov 2006
21. Lemos, Educação Permanente em Saúde no Brasil: educação ou gerenciamento permanente? *Instituto de Ciências Biológicas, Universidade Federal de Goiás. Campus Samambaia,* 2015.
22. Mackway-Jones, K., Marsden, J., & Windle, J. **Sistema Manchester de classificação de risco** (2ª ed.). Belo Horizonte, Brasil: Grupo Brasileiro de Classificação de Risco, 2017.
23. Magalhães- Barbosa, M., et al. **CLARIPED: um novo instrumento para classificação de risco em emergências pediátricas**. Rev Paul Pediatr. 34(3):254---262, 2016.
24. Merkel S.I., Yopel-Lewis T., Shayevitz J., Malvi S. **The FLACC: A behavioral scale for scoring postoperative pain in young children**. Pediatric Nurse.1997; 23(3): 293-7. Batalha LMC, Reis GMR, Costa LPS, Carvalho MDR, Miguens APM. Adaptação cultural e validação da reprodutibilidade da versão Portuguesa da escala de dor Face, Legs, Activity, Cry, Consolability (FLACC) em crianças. Referência 2009:10:7-14.
25. Ministério da Saúde *Educação Permanente em Saúde um movimento instituinte de novas práticas no Ministério da Saúde,* 1° Edição, 2014
26. Ministério da Saúde *Educação Permanente em Saúde Reconhecer a produção local de cotidianos de saúde e ativar práticas colaborativas de aprendizagem e de entrelaçamento de saberes, Brasília, 2014.*
27. Oliveira G.N. **O Projeto Terapêutico como Contribuição para a Mudança das Práticas de Saúde.** Dissertação de Mestrado. Campinas, 2007
28. Pediatric Advanced Life Suport (PALS). **Suporte Básico de Vida em Pediatria.** 2008.
29. Pisco LA: Avaliação como instrumento de mudança. Cien Saude Colet 2006; 11(3): 566-568.
30. Reis, Figueiredo, Souza – *Educação em saúde: aspectos históricos no Brasil*, 2013.
31. Santos EM Crus MM, Decotelli PV, Chispin PPM, Abreu DMF. Avaliadores in Situ (ação): reflexões e desafios sobre a institucionalização da prática avaliativa no PN DST/Aids. In: Onocko RC, Furtado JF, organizadores. Desafios da avaliação de programas e serviços em saúde. Campinas: Editora Unicamp; 2011. p. 205-222.
32. São Paulo. **Reorganização do Processo de Trabalho Acolhimento à Demanda Espontânea Atenção Bási**ca. Secretaria Municipal de Saúde de São Paulo-SP. 2015.
33. Sociedade Brasileira de Cardiologia. **7ª Diretriz Brasileira de Hipertensão Arterial**. Volume 107, Nº 3, Supl. 3, Setembro 2016.

34. Sociedade Brasileira de Cardiologia. **I Diretriz de Dor torácica na Sala de Emergência**. 2002.
35. Sociedade Brasileira de Cardiologia. **III Diretrizes da Sociedade Brasileira de Cardiologia sobre Análise e Emissão de Laudos Eletrocardiográficos**. Volume 106, Nº 4, Supply. 1, Abril 2016
36. Teasdale G., Jennett, B. **Assessment of coma and impaired consciousness. A practical scale.** Lancet, 1974,2:81-84.
37. Vasconcelos, M. M. **Diagnóstico Diferencial Rápido**. Rio de Janeiro, Guanabara-Koogan, 2005.
38. Zeferino, Maria Terezinha. **Crise e Urgência em Saúde Mental: o cuidado às pessoas em situações de crise e urgência na perspectiva da atenção psicossocial**. 4ª Edição – Florianópolis (SC): Universidade Federal de Santa Catarina, 2015
39. http://www.hospitalsaopaulo.org.br/sites/manuais/arquivos/2017/ps/7_Protocolo_PS_Otorrino2017.pdf consultado em 04.06.2018
40. http://www.scielo.br/scielo.php?script=sci_arttext&pid=S0104-42302004000200020 consultado em 21.09.2018
41. http://www.ufjf.br/nates/files/2009/12/062-073.pdf consultado em 21.098.2018
42. http://www.saude.df.gov.br/wp-conteudo/uploads/2017/10/MANUAL-DE-ACOLHIMENTO-E-CLASSIFICA%C3%87%C3%83O-DE-RISCO-DA-REDE-SES-Web.pdf consultado em 21.09.2018
43. http://bvsms.saude.gov.br/bvs/publicacoes/manual_acolhimento_classificacao_risco_obstetricia.pdf consultado em 21.09.2018
44. http://bvsms.saude.gov.br/bvs/cartazes/sindrome_gripal_classificacao _risco_manejo.pdf consultado em 15.10.2018
45. http://bvsms.saude.gov.br/bvs/cartazes/sindrome_gripal_classificacao _risco_manejo.pdf consultado em 15.10.2018

Índice Remissivo

A

Abstinência no adulto, classificação de risco, 25
Abuso
   de álcool
      na criança, classificação de risco, 71
      no adulto, classificação de risco, 25
   de substâncias químicas
      na criança, classificação de risco, 71
      no adulto, classificação de risco, 25
Acidente na criança, classificação de risco, 72
Acolhimento, 2
   na unidade básica de saúde, fluxograma, 3
Adulto, avaliação
   complementar, itens, 18
   critérios de, 13-20
   da hemorragia, 13
   do agravamento clínico, 15
   do nível de consciência, 14
   do nível de dor, 17
   do risco de vida, 13
   dos sinais vitais, 16
   parâmetros, 13
Agente químico, exposição a, classificação de
   risco, 45
Agravamento clínico
   avaliação, adulto, 15
   na criança, avaliação, 59
Algoritmos de classificação de risco
   da criança, 66
   do adulto, 21, 23
Alteração(ões)
   de SSVV em neonatos, prioridade zero na
      criança, 66

gastrointestinal
   no adulto, classificação de risco, 31
   na criança, classificação de risco, 78
genital
   na criança, classificação de risco, 81
   no adulto, classificação de risco, 35
ginecológica
   na criança, classificação de risco, 79
   no adulto, classificação de risco, 32
intestinal na criança, classificação de risco, 81
mamária
   na criança, classificação de risco, 79
   no adulto, classificação de risco, 32
ocular
   na criança, classificação de risco, 80
   no adulto, classificação de risco, 33
urinária
   na criança, classificação de risco, 80, 81
   no adulto, classificação de risco, 35
Arboviroses
   suspeita na criança, classificação de risco, 98
   suspeita no adulto, classificação de risco, 54
Atenção básica
   classificação de risco na, 1
   classificação geral dos casos de demanda
      espontânea na, 11
Atendimento
   imediato, 11
   no dia, 11
   prioritário, 11
Avaliação do risco de vida, adulto, 13

B

Baixa adesão ao cuidado/tratamento, 8

C

Choque, prioridade zero
  na criança, 66
  no adulto, 21
Classificação de risco
  do adulto, algoritmos de, 23
  pupilar
    adulto, 20
    na criança, 65
Coma
  na criança, 66
  no adulto, 21
Comportamento, alterações
  na criança, classificação de risco, 73
  no adulto, classificação de risco, 26
Condições vulneráveis, 8
Consciência
  avaliação do nível de, adulto, 14
  rebaixamento do nível em adulto, classificação
    de risco, 48
Criança
  critérios de avaliação geral da, 57
    algoritmo de classificação de risco, 66, 69
    parâmetros, 57
  parâmetros de avaliação
    agravamento clínico, 59
    hemorragia, 58
    nível de consciência, 58
    nível de dor, 62
    risco de vida, 57
    sinais vitais, 60
Crise convulsiva
  na criança, classificação de risco, 82
  no adulto, classficação de risco, 36

D

Déficit neurológico em adulto, classificação de
  risco, 48
Demanda espontânea na atenção básica, classificação geral dos casos de, 11
Desconforto torácico no adulto, classificação de
  risco, 40
Desenvolvimento do Guia de Acolhimento, 105-108
  sensibilização dos gestores e gerentes, 105
Diarreia
  na criança, classificação de risco, 83
  no adulto, classificação de risco, 37

Distúrbio psiquiátrico no adulto, classificação de
  risco, 38
Dor
  abdominal
    alteração no adulto, classificação de risco, 78
    na criança, classificação de risco, 78
  classificação
    para menores de 4 anos, 63
    por faces, 63
  de cabeça
    na criança, classificação de risco, 84
    no adulto, classificação de risco, 84
  de garganta
    em adulto, classificação de risco, 49
    na criança, classificação de risco, 85
  intensa, 18
  leve, 18
  moderada, 18
  na criança, nível de, 62
  não traumática na criança, classificação de
    risco, 86
  nível de, avaliação no adulto, 17
  traumática e não traumática
    na criança, classificação de risco, 86
    no adulto, classificação de risco, 41

E

Educação permanente em saúde, 115
Escala
  de coma de Glasgow, 14-15
  descritiva verbal, 17, 18
  visual analógica, *18*
    para crianças a partir de 6 anos, 62
Escuta qualificada, 7
Estridor, 17
Estudos de caso, aplicabilidade do Guia através
  dos, 119-129
Evenamento na criança, classificação de risco, 87
Exposição a agente químico no adulto, classifica-
  ção de risco, 45

F

Frequência
  cardíaca
    adulto, 17
    na criança, 61

normal em criança, definição de acordo com a idade, 67
respiratória
   adulto, 17
   na criança, 61
   normal em criança de acordo com a idade, 68

G

Gestação no adulto, alteração relacionada à, classificação de risco, 34
Glicemia capilar
   adulto, 19
   alteração na criança, classificação de risco, 74
   alteração no adulto, classificação de risco, 27
   criança, 64

H

Hemorragia
   avaliação na criança, 58
   avaliação no adulto, 13
   exsanguinante, 14
   maior incontrolável, 14
   menor incontrolável, 14
Hiperglicemia, 19
   com cetose, 19
Hipoglicemia, 19
Hipotensão em criança, definição de acordo com a idade, 67

I

Insuficiência respiratória, prioridade zero
   na criança, 66
   no adulto, 21
Intoxicação exógena na criança, classificação de risco, 87

M

Mal estar
   alteração no adulto, classificação de risco, 30
   na criança, classificação de risco, 77
Metodologia de uso do Guia de Acolhimento, 111-113
   coleta e análise de informações relacionadas à solução, 112

identificação do problema, 112
implementação da alteranativa selecionada, 113
Monitoramento, 117
Mordedura
   em adulto, classificação de risco, 42
   na criança, classificação de risco, 88

N

Nariz, alteração na criança, classificação de risco, 75
Neurológico, prioridade zero
   na criança, 66
   no adulto, 21
Nível de consciência
   avaliação na criança, 58
   rebaixamento do nível na criança, classificação de risco, 93

O

Ouvido, alteração na criança, classificação de risco, 75
Ouvido/nariz, alteração no adulto, classificação de risco, 28

P

PCR, prioridade zero, na criança, 66
Pele e/ou mucosa
   alteração no adulto, classificação de risco, 29
   alteração na criança, classificação de risco, 76
Picada de animais sinantrópicos, venenosos e peçonhentos e outros
   na criança, classificação de risco, 88
   no adulto, classficiação de risco, 42
Pressão arterial
   adulto, 16
   na criança, por idade, 62
Prioridade zero, 9, 21, 66
   criança, 66
Problema respiratório no adulto, classificação de risco, 43
Puerpério no adulto, alteração relacionada ao, classificação de risco, 34

Q

Queda no adulto, classificação de risco, 44

Queimadura
classificação de acordo com a profundidade, 46
na criança, classificação de risco, 89
no adulto, classificação de risco, 45
regra dos nove, para adultos, 46
tabela de Lund-Browder, para crianças, 46
Queixa respiratória na criança, classificação de risco, 91

R

Reação alérgica
em adulto, classificação de risco, 47
na criança, classificação de risco, 92
Rede de apoio
ausente, 8
frágil, 8
Registro em prontuário, 113
Regra dos nove, queimadura em adultos, 46
Régua da dor, 17, 18
Risco(s), 5
biológicos, com vulnerabilidade importante, 11
classificação de, 9
enfermeiro, 10
profissionais envolvidos na escuta, 9
de morte, alto, 11
moderado de morte, 11
na atenção básica, classificação, 1
socioeconômico, 8

S

Saturação
adulto, 19
de oxigênio baixa, 19
na criança, 65
oxigênio muito baixa, 19
Segmentos vulneráveis, 8
Sinal (is)
de alerta para violência contra criança e adolescente, 100-101
de esforço respiratório em criança, 68
de intoxicação e abstinência, 102-103
vitais
alteração na criança, classificação de risco, 77
alteração no adulto, classificação de risco, 30
na criança, avaliação, 60
Sintomas gripais
em adulto, classificação de risco, 49

na criança, classificação de risco, 94
Situação(ões)
de violência, 8
especiais
mo adulto, classificação de risco, 50
na criança, classificação de risco, 95
Sofrimento psíquico, 8

T

Tabela de Lund-Browder, 46
Temperatura
adulto, 16
na criança, 60
Tontura na criança, classificação de risco, 77
Trauma
abdominal
no adulto, classificação de risco, 51
na criança, classificação de risco, 96
cranioencefálico na criança, classificação de risco, 97
maior, prioridade zero
no adulto, 21
na criança, 66
no adulto, classificação de risco, 53
Treinamento dos profissionais, papel da educação no, 115

V

Vertigem
no adulto, classificação amarelo, 30
na criança, classificação de risco, 77
Violência
contra a criança e o adolescente, sinais de alerta, 100
no adulto, suspeita/vítma, classificação de risco, 54
situação de, 8
Vômitos
na criança, classificação de risco, 83
no adulto, classificação de risco, 37
Vulnerabilidade
avaliação, 6, 9
fatores que devem ser considerados, 8
conceito, 5
definição pelo Ministério da Saúde, 5
em sujeitos singulares, avaliação, 6